JN088865

読んで役立つ

Dr.小川聡の医学講座 心臓病撃退のための豆知識

慶應義塾大学名誉教授
小川聡クリニック院長
小川 聡

はじめに

心臓病には直接命に関わる病気が隠れていることがありますので、初めての患者さんを拝見する時は緊張します。例えば、「胸が痛い」と訴えてこられた患者さんの中には、心筋梗塞につながる狭心症や、解離性大動脈瘤、肺梗塞（エコノミークラス症候群）など、致命的になる病気があります。万が一にもそれを見落として帰宅され、その日のうちに自宅で命を落とす可能性もあり、とても神経をつかいます。患者さんの立場からは、ご自身の苦しみをいかに正確に医師に伝えられるかがポイントです。経験ある心臓病専門医は、痛みの起きる状況、痛みの部位、痛みの性状、痛みの続く時間、などを聞くだけで怖い病気かどうかを瞬時に判断できます。最近では、心電図を簡単に記録できるスマートウォッチや手のひらサイズの携帯型心電計が市販されており、具合が悪い時にご自身で心電図を記録しておき、専門医に見せれば原因がその場で判明するようになりました。

こうした最近の医療技術の進歩によって、心臓病診療は大きく変わりつつあります。ただ、そうは言いましても、ご自身の症状が一体どんな病気に結びつくのか、どんな医師にかかったらよいのかなどが分からずに、一人悩み、受診のタイミングが遅れてしまう方もおられます。そのような方たちへのワンポイントアドバイスになればと、クリニック開院当初からホームページに一編ずつ掲載し始めたのが、「院長の医学講座」、「院長の独り言」シリーズでした。私の医師としての半世紀の人生で、さまざまな患者さんから学ばせてもらった経験を中心に書き綴ってきました。

「院長の医学講座」は、こんな症状が心臓病で起きるのか、といった意外と気がつかない点を含めて、知っておくと役立つ豆知識をまとめてあります。「院長の独り言」は、これから高度な知識や技術を習得しようと勉強している若い医師達へのアドバイスも込めたつもりです。「今さらなんで？」とか「年寄りのざれ言？」と叱られるかもしれませんが、彼らにちょっと立ち止まって、基本に立ち返り、患者さんの心に寄り添うことを忘れずに、その上で磨いてきた自分の知識、技術を提供できる医師に成長してほしいという思いを込めています。

クリニックに初めていらっしゃる患者さんに来院の理由を伺うと、「ホームページの記事に自分とぴったり同じ症状が出ていたので、これだ！と思って飛んできました」と答えられるケースが増えています。さすがネット社会で、クリニックを受診される患者さんの意識や行動パターンにも変化を感じます。思ってもみなかった大きな反響に驚かされています。そんな時、「このままホームページだけに留めておくのはもったいない。心臓病で苦しんでおられる方たちに、もっと広く読んでいただきたい内容です」とのご意見をいただき、このたび一冊の本にまとめました。

この本を出版するにあたり、ご協力をいただきましたメディカルサイエンス社の座間めぐみさんに、この場をお借りして心から感謝申し上げます。

本書が、心臓病で悩んでおられる患者さんや若い心臓病専門医の一人でも多くの方々のお役に立てることを祈っております。

令和５年３月　**小川 聡**

目　次

1

第１章

見過ごしてはいけない、こんな症状

この章では、実際の患者さんの例から、
見過ごしてはいけない症状、重大な病気の兆候を紹介します。
また、その症状を引き起こす疾患について、
簡単に解説します。

1

第１章　見過ごしてはいけない、こんな症状

夜中に突然息苦しくなり寝ていられなくなった

普段はすこぶる健康で、毎週末のゴルフを趣味にしている70代の男性です。数日前の夜間就寝中に突然息苦しくなり、ゼーゼーして目が覚め、起き上がると少し楽になったので、そのまま座った姿勢で朝まで過ごしたそうです。翌日、某大学病院を受診したところ、「肺に水が溜まっていて心不全です」との診断で、安静にするよう指示されました。そのまま帰宅しましたが、私のクリニックに通院中のご友人に相談したところ、「すぐに小川先生に診てもらいなさい」と受診を勧められ来院されました。

問診だけで、最初の夜の発作は「起座呼吸」という呼吸困難の症状で、「急性心不全による肺うっ血」で間違いないと診断しました。
起座呼吸というのは、横になると呼吸困難が強まり、座位をとるか後ろに寄り掛かると楽になる状態を指します。心不全の患者さんによく見られるサインです。

原因として幾つかの病気が考えられますが、胸部を聴診すると特徴的な心雑音が聴かれ、それだけで僧帽弁腱索断裂症と診断できました。心エコーを施行して、腱索断裂症による急性僧帽弁閉鎖不全症が確定でき、病状から、可及的速やかに手術療法が必要との判断に至りました。

腱索（けんさく）は、左心室内の乳頭筋という筋肉に固定され、僧帽弁とを結ぶ糸状の組織で、ちょうどパラシュートの紐のように僧帽弁をしっかりと支えています。この腱索が切れた状態が僧帽弁腱索断裂症と呼ばれ、今回のように程度がひどいと急激に肺うっ血を生じます。

すぐに国際医療福祉大学三田病院の同僚に電話を入れ、そのまま救急搬送しました。三田病院では、直ちに心不全治療を行ったのち心臓カテーテル検査を施行して診断を確定し、２週間後には小切開手術による僧帽弁形成術が施行され、その10日後に元気に退院できました。循環器内科では、その場で対処しないと命取りになる病気も多く、この患者さんの場合も、水際で救命できました。

この患者さんからの教訓は、突然の呼吸困難、胸痛が起きた際には、時機を失せず専門医を受診することです。

Mini Lecture

心臓の働きと心不全

『1日 10万回繰り返す心臓のポンプ作用』

心臓は右心房、左心房、右心室、左心室の4つの部屋に分かれ、右心房と左心房の間には心房中隔、右心室と左心室の間には心室中隔という壁があります。心房と心室の間には弁があり、弁はポンプの動きに応じて開閉し、血液の逆流を防ぎます。心臓の出口にも弁があります（右心室には肺動脈弁、左心室には大動脈弁）。
心臓の働きは、肺で酸素を取り込んだ血液（動脈血）を全身に送り出すポンプ作用が基本です。同時に、全身から戻ってくる酸素の減った静脈血を肺に送り出しています。

これを1日平均して10万回繰り返すために、心臓には4つの重要な要素が備わっています。
①ポンプ活動を担っている心臓の筋肉（心筋）、いわばエンジン部分
②この心筋にガソリンを送っている冠動脈
③このエンジンを空回りさせないように、血液の流れを効率的かつ一方通行に保っている弁膜
④エンジンを動かすための電気系統（刺激伝導系）

これらが統制よく機能することで全身にくまなく血液を送り出せているのです。

「心不全」という病名をよく耳にしますが、これは病気の名

前ではありません。心不全とは、心臓に異常を来し、全身が求める十分な量の血液を心臓が送り出せなくなった状態を指します。上に挙げた４つの要素のうちどれが欠けても起こり得ます。

心臓のポンプ作用

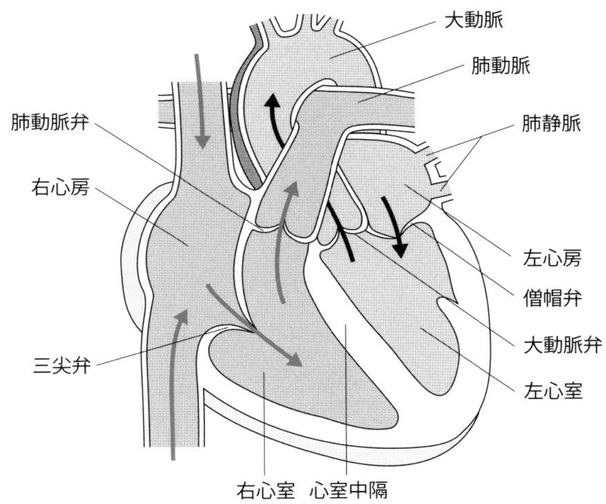

ゴルフ中に胸が圧迫されるが、立ち止まると2～3分で治る

64歳男性のＡさんは名門ゴルフ場の会員で、毎週仲間とゴルフに興じています。数週間前からいつも同じ上り坂まで来ると「胸が重苦しく痛い」と感じていました。一緒にプレーしている仲間が立ち止まって苦しそうにしているＡさんに気付き、「どうしたの？」と尋ねると、「胸が痛むんだ」との返答で、「無理なスイングするから肋骨を痛めたんだよ」というやりとりがありました。

知り合いの整形外科を受診して「レントゲンでは骨折はないから大丈夫」と言われ、湿布薬をもらって帰りました。しかし、その後も同じ症状が続き、ある日、偶然一緒にラウンドした医師（私の友人）がその話を聞き、「それは狭心症かもしれないよ」と気付いてくれました。

その日のゴルフ帰りにクリニックに寄られたので、心電図を記録すると、おそらくその日のラウンド中に起きたと思われる狭心症の兆候が、わずかですが私の目に留まりました（これもかなり専門的な目がないと見落とされる所見です）。話を聞けば、「胸が痛い」のではなく、坂道を登っている際に、「胸の真ん中あたりが締め付けられるように重苦しくなる」症状だったようです。これは専門的には「前胸部絞扼感」と呼び、労作中に起き、安静にすれば２～３分で嘘のようにスーッと治まるもので、労作性狭心症に典型的な症状です。

お話を詳しく聞くと、この２～３週間で「前胸部絞扼感」の程度が次第に強くなり、立ち止まっても治るまでの時間が長くなり、より短い坂道でも起きやすくなっている、とのことでした。これは狭心症の中でも非常に危険な「不安定狭心症」と呼ばれるもので、より重症な心筋梗塞の前触れなのです。緊急性ありと判断した私は、その日のうちに冠動脈造影検査を受けてもらいました。

結果は、３本ある冠動脈の中でも最も大事な左前下行枝の根元に動脈硬化による狭窄が見つかりました。血管の99%が閉塞しており、その場所を流れる血流はまさに糸のようで、いつ完全に詰まってもおかしくない状態でした。そのまま、ステントを挿入して狭窄部を広げ、血流を完全に再開できました。恐らく、このまま次のラウンドに出かけていれば、重篤な心筋梗塞を起こし、その場に昏倒してそのまま亡くなる、いわゆる「突然死」を起こしていたに違いありません。

胸の中央が重苦しくなる、締め付けられる症状は要注意です。経験豊かで判断力があり、心電図のわずかな兆候も見逃さない、すぐに必要な治療が実行できる専門医にかかるかどうかが命の分かれ目です！

歯茎が浮く感じも心臓病から？

私が慶應義塾大学病院在籍中のことでした。ある日の外来中に口腔外科の先生から電話が入り、狭心症らしい患者さんがいるので診てほしいと頼まれました。

50歳代の患者Bさんは、2～3ヵ月前から歯茎が浮いた感じを繰り返すため何ヵ所もの歯医者にかかっていましたが、どこでも虫歯や歯茎の病気はない、と言われていました。

それでも納得できず、慶應病院の口腔外科を受診したのです。そこでBさんが何気なく言った一言、「この前も、駅の階段を駆け上って電車に飛び乗った直後に、いつもの歯茎が浮く感じが出ました」に、その口腔外科の先生は、「これは狭心症ではないか？」とピンときたのです。素晴らしい歯医者さんではないですか！ 狭心症で歯茎が浮くことを知っておられたのです。

私の外来ですぐに録った安静時心電図は正常でしたが、運動負荷試験（マスター2階段試験）を施行したところ、「歯茎の浮く感じ」が再現され、その時の心電図では心筋の酸欠を示す典型的な異常が確認できました。そのまま入院していただき、ステントによる冠動脈形成術で治療できました。

狭心症では、「前胸部絞扼感」が特徴ですが、時として、左肩から二の腕の内側、さらには小指、薬指までが重苦しくなったり、痺れたりする症状を伴います。これを狭心症の「放散痛」と呼びますが、「歯茎が浮く感じ」もこの放散痛の一種です。ただし、下顎までで、上顎には放散しません。

ほとんどは前胸部絞扼感と一緒に出る症状ですが、時としてＢさんのように放散痛だけが出ることもあり、見逃されやすいので注意が必要です。このことを知っているだけで、正しい診断に早く行き着くことができ、治療もできます。名医の歯医者さんに感謝です。

4 第1章　見過ごしてはいけない、こんな症状

起床時にベッドの中で胸が締め付けられた

高血圧と高脂血症で時々クリニックを受診していた65歳の女性から、ある日の昼下がりに電話をいただきました。
「今朝8時頃、ベッドの中で胸の中心あたりが重苦しい感じがして目が覚めました。でも、そのままにしていたら10分ほどで自然に治ったので、そのことも忘れて普通に生活していました。お昼過ぎに主人と散歩に外出し、信号で横断歩道を小走りに渡ったところ、胸の中央が締め付けられるような、朝と同じ重苦しさがまた起こりました。立ち止まっていたら、程なくスーッと治ったので、そのまま歩いて帰宅しました。今はなんともないのですが、放っておいてよいでしょうか？」

それまで一度も感じたことのない症状とのことでした。加えて、この1週間は仕事が忙しく、ストレスがたまっていたとのことでした。その電話で胸騒ぎを覚えた私は、すぐに来院するよう指示しました。

電話での4～5分のやりとりで、真っ先に考えたのは「不安定狭心症」でした。これは、近いうちに急性心筋梗塞を発症する可能性の極めて高い病態で、一つ間違えると発症した時に命取りになりかねません。

来院された時はすでに症状は治まっていましたが、すぐに記録した心電図の顔つきから確証が得られました。わずかな異

常で、中年女性では正常といってよい程度の異常でしたが、問診の結果と併せるとその所見だけで十分でした。電子カルテに残っていた１年前に記録した心電図と比較すると、その異常は新しい変化でした。３本ある冠動脈の中で心臓の最も広い範囲を栄養している「左前下行枝」に危機が迫っている兆候が見て取れました。

心エコー検査を施行したところ、その血管の領域の心筋の収縮性が低下しており、その日の朝とお昼に起きた胸の症状が、左前下行枝に障害が起きたためだという確証が得られました。しかも異常のある心筋の広がりから、左前下行枝のかなり根元の方が詰まりかけていることが示唆されました。ここが完全に詰まって血流が途絶えると広範囲の心筋梗塞が発症し、その瞬間に命を落とす「突然死」の可能性もあります。

緊急治療が必要と判断し、三田病院に勤務する慶應病院の後輩の専門医に電話で受け入れを要請し、１時間後には緊急冠動脈造影検査を施行してもらうことができました。予想した部位に内腔の 90% 以上を閉塞する動脈硬化性狭窄が発見され、直ちにバルーン拡張術とステント挿入が行われ、事なきを得ました。
狭くなったり詰まったりした血管にバルーンカテーテルを挿入して、先端のバルーン（風船）部分を膨らませることで血管を拡げます。拡げた血管を補強するためにステントを挿入することを、ステント留置術と言います。
この方は二日後には退院し、元気に仕事に復帰できました。

今回の教訓は、次の３つです。

①電話でのやりとりで不安定狭心症を疑えたこと

②直ちに来院してもらえ簡単な検査でその確証を得たこと（発作直後だったので、心筋が一度酸欠に陥ったこと示す兆候がまだ心電図に残っていましたが、翌日には消えていたでしょう）

③信頼できる専門医による緊急治療が成功し、命を救えたこと

的確な問診から重篤な病気を疑い、簡単な検査でのわずかな異常所見から次なる治療への道筋を立てることの重要性を実感した患者さんでした。

Mini Lecture

心筋が酸素不足になって起こる虚血性心疾患

『狭心症』

心臓は、毎日およそ10万回、絶え間なく拍動を繰り返しています。そのため心臓の筋肉（心筋）はエネルギー源として常に大量の酸素と栄養分を必要とします。この栄養分を送り込むために、心臓の表面に分布しているのが「冠動脈」です。冠動脈が動脈硬化により狭窄したり、けいれんして細くなったりすると、途端に心筋が酸欠となり悲鳴をあげます。その悲鳴が「前胸部圧迫感」や「絞扼感」として自覚されるのが「狭心症」です。

とはいえ、心臓は一番大事な臓器ですので、滅多なことでは酸欠にならないよう、冠動脈を流れている血液の量は、本来心筋が必要とする血液の量をはるかに上回っています。それ

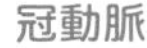
冠動脈

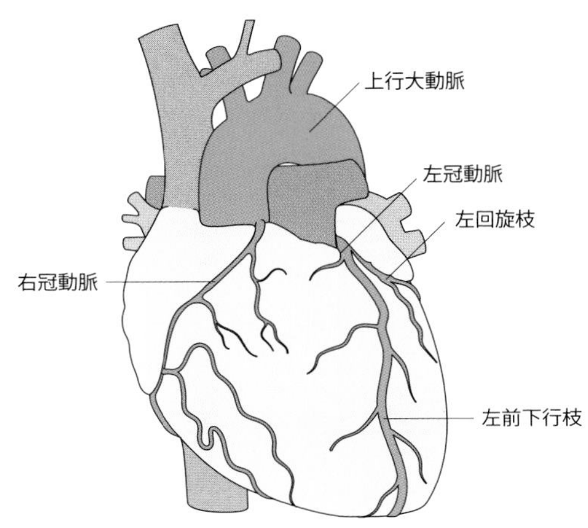

だけ贅沢に作られていて、ちょっとやそっと冠動脈が狭窄しても酸欠にはなりません。しかし、血管の内腔の75～90％が狭窄してくるともう限界です。それでも安静にしていて脈が少ない場合には心筋もあまり酸素を使いませんので、酸素がギリギリで足りていて悲鳴をあげません。ところが、走ったり、階段を上ったり、精神的に興奮したりして拍動が増えると、たちまち酸欠になり狭心症が出るわけです。

少し休んで脈が下がると、酸欠が消え症状も治ります。これがいわゆる「労作性狭心症」です。症状は、あくまでも「前胸部圧迫感」や「胸の真ん中あたりを手のひらでわしづかみにしたくなるような絞扼感」です。一方、胸の一点がキリキリ刺されるように痛む、ズキズキ痛む、痛みが一瞬で治る、特に運動などで脈が増えたわけではないのに痛みが起きる場合には、狭心症ではないと言えます。

『急性心筋梗塞』

さらに動脈硬化が進行し、狭窄した血管に血栓が詰まったりすると、血流が完全に途絶えて心筋が壊死に陥ります。安静にしていても治りません。それが「急性心筋梗塞」です。ゴルフ場などで突然胸を押さえて倒れ、そのまま亡くなる方もいますが、その多くはこれが原因で、「心臓性急死」とも呼ばれます。

急性心筋梗塞になると、1～2時間以内に壊死した心筋から、致死性不整脈である心室細動が発生して心拍動が止まり、死に至ります。この場合には、近くに設置されているAEDで、心室細動を停止させるしか救命の方法はありません。一刻も早く専門病院に搬送して、閉塞した冠動脈を開く冠動脈形成術ができれば救命可能です。
こうした事態を回避するには、労作性狭心症の段階で見逃さないことが大切です。

『急性心筋梗塞のサインに気をつけろ』

ここで注意が必要なのは、狭心症では、前述のとおり、「前胸部絞扼感」が特徴ですが、時として、左肩から二の腕の内側、さらには小指、薬指までが痺れたりする症状を伴います。あるいは､心窩部（みぞおちの辺り）の痛みを訴えることもあり、消化器センターに救急で受診する方もいます。「歯茎が浮く感じ」もあります（ただし、下顎までで上顎には出ません）。これらを狭心症の「放散痛」と呼びます。ほとんどは前胸部絞扼感と一緒に出る症状ですが、時として放散痛だけが出ることもあり、見逃されやすいので注意が必要です。

5 健康診断で心雑音（＋）と言われていたが、突然息苦しくなった

50 歳の男性。数年前の健康診断で「心臓に雑音があるので弁膜症かも」と言われましたが、毎週末には友人とテニスをするほど元気なので放置していました。心雑音の指摘も毎年ではなかったようです。ある日、テニスを楽しんだ後の深夜、就寝中に突然胸苦しくなって目が覚め、ゼーゼーして息ができないようになりました。近医を受診し、「弁膜症からの心不全」と診断され、私のクリニックに紹介されました。

歩いて診察室に入るのも息苦しそうで、その様子から心不全であることは間違いありません。診察では、胸に手を置くと雑音が触れました。雑音があまりにも大きいと、胸壁を振動させるようになるため、聴診器を当てなくても弁膜症が分かるのです。振動の具合で、どの弁に異常があるのか分かりますが、聴診器を当てればさらに正確に診断できます。

この方は、「僧帽弁閉鎖不全症」で、音の状況から２枚ある僧帽弁弁尖のうちの後尖の障害による血液の逆流が疑われました。それまでは健診で、雑音を指摘されたり、されなかったりということですので、軽微な雑音だったと思います。弁膜症があったとしても軽症なものでしたが、今回突然に重症化して、心不全を起こしたと考えられました。心エコー検査では、僧帽弁後尖を支える弁下組織の「腱索」が断裂しており、支えを失った後尖が左心房の中に反転し、前尖との隙間から

大量の血流が左心室から左心房へと逆流するのが確認できました。

心エコーで見た僧帽弁の形状から、この方の僧帽弁は組織が脆弱で、もともと左心室の収縮の際に弁全体が左心房側に膨隆する「僧帽弁逸脱症」があったことも分かりました。この逸脱症では、閉鎖不全を生じたとしても軽度の場合もあります。逸脱症では、加齢とともに弁とそれを支える腱索への負担が次第に増大して、ある日ある時突然に腱索断裂症が起きることがあります。この方はすぐに心臓外科専門医を紹介し、準緊急で手術を施行されました。幸い人工弁への置換術は回避でき、切れた腱索を修復して閉まりの悪かった弁尖を縫い縮める「僧帽弁形成術」で閉鎖不全は消失し、２週間後には退院して元気に職場復帰されました。

こうした事態を避けるには、「僧帽弁逸脱症」、あるいは「雑音がある」と診断された時点から定期的に心雑音の変化の様子をチェックしてもらい、年１～２回は心エコー検査を受ける必要があります。

Mini Lecture

心臓弁膜症

全身を回ってきた血液は右心房から右心室へ入り、右心室から肺へ送られます。肺から戻ってきた血液は左心房から左心室に行き、左心室から全身に送られます。この心臓のポンプ機能を支えているのが、心臓内にある４つの弁（右心系にある肺動脈弁、三尖弁、左心系にある大動脈弁、僧帽弁）で、弁膜症はこの弁の開閉がうまくいかない状態を指し、弁の解放が不十分で血液が流れにくくなる「狭窄症」、弁がきちんと閉じずに血液が逆流する「閉鎖不全症」があります。
自動車事故などで胸をハンドルやエアバックに打ち付けて、一瞬心臓が前後に圧迫されることで起きる三尖弁閉鎖不全症もありますが、多くは左側にある僧帽弁と大動脈弁が問題になります。中でも僧帽弁閉鎖不全症と大動脈弁狭窄症が、加齢とともに増加し、重症になると命を脅かす症状を起こすようになります。

心臓の４つの弁

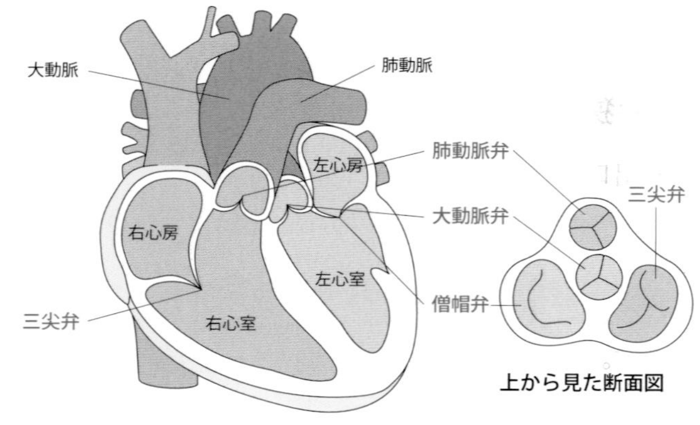

『僧帽弁閉鎖不全症』

僧帽弁は左心房と左心室の間にあって、前尖と後尖の２枚が心臓の収縮に合わせて開閉を繰り返しています。左心室が収縮すると、左心室の中の血液は大動脈弁を通って全身に拍出されます。この際、僧帽弁は２枚がしっかりと合わさって閉じるので、血液は左心房に逆流することはありません。この弁自体の障害（僧帽弁逸脱症、細菌性心内膜炎など）、弁を支える組織の障害（腱索断裂症や乳頭筋不全症など）、左心室、僧帽弁輪の拡張など（心筋梗塞や拡張型心筋症など）、が原因となって２枚の閉鎖がうまくいかないと、その隙間から収縮期に血液が左心房に逆流します。左心房では、常に肺から流れ込んでくる血液に加えて、この逆流血液を抱え込むので、次第に左心房は拡張して対応します。その拡張が限界に達すると、肺から戻ってくる血液の受け入れに支障が起き、肺にうっ血が生じます。そうなると、息苦しさ、呼吸困難感が生じます。特に階段昇降時や運動などで心拍数が上がると顕著になります（労作時呼吸困難と呼びます）。治療には、以前は人工弁への置換手術しかありませんでしたが、近年、弁形成術が進歩したので、比較的低侵襲で弁を修復できるようになっています。

『大動脈弁狭窄症』

左心室の出口にあるのが大動脈弁で、大動脈へ拍出された血液が左心室へ逆流するのを防いでいます。もちろん閉鎖不全症も左心室への負担を増す弁膜症ですが、高齢者で特に問題になるのが、動脈硬化が原因で弁の開きが悪くなる大動脈弁狭窄症です。大動脈弁は、僧帽弁とは異なり、小さな３枚の弁尖に分かれています。閉じた時には車のベンツのマークのようになります。生まれつき弁尖が２枚しかない大動脈二尖弁も、十分開放できずに狭窄症を起こしますが、後天的で一番多いのが、長年にわたり血流が高速度で弁を通過することによる弁組織の劣化、さらには弁の接合部に生じる動脈硬化が原因で、開放が障害されるタイプです。

狭窄が進行すると、左心室は狭まった弁を通して血液を送り出すために、非常に大きな仕事をさせられます。そのため、左心室の壁が肥厚して対応します（左室肥大）。自覚症状としては失神（狭窄した弁を通過する血液量が低下して脳への血流が低下するため）、狭心症（冠動脈への血流が低下するため）、心不全による呼吸困難（肥大した左心室が最終的に負荷に耐えられなくなりヘタってしまうため）、などを引き起こします。これらの症状が出始めると、１～３年の間に突然死に至るリスクが高まります。

狭窄した弁を通過する血流によって特徴的な心雑音が生じますので、健診などで必ず指摘されるはずです。その際は速やかに専門医を受診して、心エコー検査などで狭窄の程度を評価し、手術適応の有無を決めてもらいます。手術は、人工弁を用いた弁置換術が行われてきましたが、最近は開胸せずに、カテーテルによって人工弁を大動脈弁部に留置する「経カテーテル大動脈弁置換術（TAVI）」が行われるようになっています。開胸する外科手術に耐えられないような高齢者に向いている治療法です。

6

第１章　見過ごしてはいけない、こんな症状

動悸が突然始まり、失神してしまった

35 歳男性のＣさんは、会社の同僚とテニスに興じた後、ベンチで一休みしている際に、突然、胸の鼓動が早鐘のように高鳴り、口から心臓が飛び出しそうな感じになって、気を失いました。ベンチから転げ落ちた直後に意識は戻りましたが、顔面から落ちたせいでおでこを打撲し、かけていたサングラスが割れ鼻に切り傷を負い、前歯も折ってしまいました。救急車で救急病院に搬送されましたが、頭の検査や心電図に異常はなく、帰宅しました。

これほどひどい失神は初めてでしたが、数年来、年に２～３回は動悸が急に始まり、フラーッと気を失いそうになることがあり、しばらくじっとしていると動悸は治って、治った瞬間、「あっ、治ったな」と分かったそうです。

このように、動悸が急に始まり、治る瞬間も意識できる発作は、発作性頻拍症という不整脈の可能性が大で、１分間に 200 回くらいの頻脈になります。ひどい動悸だけのこともありますが、Ｃさんのように気を失うこともあります。心臓の拍動が速すぎて心臓が空回りし、脳貧血状態になるためです。そのため命に関わる場合もあります。発生する部位が心室より上（心房を含む）の上室頻拍症と心室頻拍症があります。このどちらかで治療法が違います。

上室頻拍症も心室頻拍症も、発作が治まってから心電図を録っても何も異常が見られないことがほとんどです。私のクリニックでは、手のひらサイズの携帯型心電計を貸し出して、発作が出た時の心電図を自分で記録してもらうようにしています。Ｃさんはこの携帯型心電計を貸し出して程なくして発作が記録され、「発作性上室頻拍」の診断ができました。

慶應病院の不整脈グループの後輩に電話をし、すぐにカテーテルアブレーション治療をお願いしました。カテーテルという細い管を太ももの付け根から血管を通じて心臓に挿入し、不整脈の原因となっている部位を焼灼する治療です。この頻拍症は、ほぼ100％アブレーションで根治できます。Ｃさんも以後は発作が起こらなくなりました。

7

第１章　見過ごしてはいけない、こんな症状

動悸とともにお小水がたくさん出て困る

夜間頻尿は、前立腺肥大症や膀胱機能低下障害などでもよく見られる症状ですが、動悸発作とともにたくさんのお小水が出ることをご存知ですか？ 前立腺や膀胱が原因の場合には、頻回に尿意を催してもトイレに行ったばかりなので少ししか出ないのが特徴です。ところが、心臓が原因の場合には繰り返し尿意を催しかつ毎回大量に出るのが特徴です。この症状が動悸と一緒に起きる場合には、不整脈、特に心房細動発作の可能性があります。

心房性ナトリウム利尿ペプタイド（ANP）というホルモンが心房から分泌されて、腎臓からの利尿を促すのです。ANP は、本来、心臓が弱った際に、心臓を保護するために分泌されるのですが、心房細動では１分間に 400 ～ 500 回、心房がけいれんした状態になり、心房がプーっと膨れてきますので、「体に水が溜まりすぎた！ 心不全だ！」と心臓自身が誤解してしまい、ANP を分泌してしまうのだと考えられています。

そういう時には、ご自身で脈を取るか（手首の内側で拍動を感じられます）、家庭血圧計で血圧を測ると脈拍数も表示されますので、確認してみましょう。１分間に 90 あるいは 100 以上の脈拍数で、しかも不規則であれば心房細動が疑われます。

8 自分で止められる頻拍症がありますす

27 頁の「動悸が突然始まり、失神してしまった」の項でお話しした発作性上室頻拍は、診断がつけばカテーテルアブレーションで根治できます。また、発作が滅多に起きない方や、起きても自覚症状も強くなく、放置しても１～２時間で自然に治る場合には、発作が出た時だけ頓服薬で早く止めるという選択肢もあります。
このほかに知っておくと得をする停止法があるのをご存知でしょうか？ 意外とかかりつけの先生から教わっていないこともあるのでお教えしましょう。
少し専門的になりますが、この頻拍症には、心臓全体に電気信号を流す刺激伝導系が関わっています。中でも、心房と心室の間にある「房室結節」がキーで、ここの伝導を抑えると頻拍が止まります。その一番良い方法が、迷走神経を緊張させることなのです。

自分でできて一番効果的な方法は「息張る」ことです。専門的にはバルサルバ手技と呼ばれます。便秘の時に、硬い便を出そうとお腹に力を入れて「息張る」、あのコツです。お腹が膨れるほど大きくいっぱい息を吸い込んで、口を閉じ、お腹にぐっと力を入れるのです。息が続かなくなるまで、顔も真っ赤になるほどに「息張る」のです。１回で止まらなければそれを繰り返してみましょう。
もう一つの方法は、喉の奥に指を入れて、「ゲェー」とさせることです。「嘔吐反射」による迷走神経刺激法です。本当に吐くことのないように「オェー」とする程度で十分です。それで頻拍が止まった瞬間に胸の高鳴り（動悸）が治まります。洗面器があれば水（できれば氷水）をいっぱいに張って、そこに顔をつける方法もあります。「潜水反射」の応用で、海女さんが海に潜ると迷走神経が刺激されて徐脈になりますが、頻拍症を止めるのにも有効です。その際、息もこらえますのでバルサルバ手技も加わり、より効果があります。

中には発作が出るたびに、苦しくなって救急車のお世話になり、救急外来で点滴をして止めてもらう方もいらっしゃいます。今回お話しした止め方を知っているだけで、大騒ぎにならずに済みます。ただし、本当に発作性上室頻拍かの正しい診断をしてもらった上で、やり方も専門医に正確に指導してもらう必要があります。ちなみに、救急病院の医師も、薬での治療前に必ずこの方法をとってくれるはずです。

医師ができる迷走神経刺激法もあります。それは、頸動脈マッサージ法で、バルサルバ手技よりも有効ですが、やり方を間違えると脳梗塞等を合併する危険もあるので、経験豊富な専門医以外はやりません。もちろん、患者さんは絶対にやってはいけません。以前は「眼球圧迫法」も教科書に出ていましが、これは効果が低い割に眼球損傷の危険があるので、今では医師もやってはいけない手技になっています。ご自分で目玉を強く圧して、真っ赤な目をして受診される患者さんも見たことがありますが、知識の古い先生の中には、そうした誤った指導をされることもありますので、ご注意ください。

9 マラソン選手にペースメーカー？

44歳男性です。1年前の健康診断で脈拍が毎分40台と、極端に脈が遅いことと、心房性期外収縮などの不整脈を指摘されました。全く自覚症状はありませんでしたが、その健診機関と提携している循環器内科にすぐに紹介され、「心房性不整脈（心房頻拍、心房粗動）があり、すぐに治療してください」と言われました。
入院して電気ショック療法を受け、抗不整脈薬が処方されましたがうまくいかず、ついにはカテーテルアブレーション治療まで受けられました。しかし施行後も相変わらず再発しているとのことで、今度は「『洞不全症候群』も疑われるので、ペースメーカーを植え込みましょう」と言われ、何の自覚症状もないし、その治療が本当に必要なのか不安に思ってセカンドオピニオンを求めて来院されました。

初診時の心電図では、脈拍数は毎分50と遅めで、I度房室ブロック（心房から心室へ伝導時間が延長した状態）を認め、さらに「左室肥大」の存在を示していました。心エコー検査で心臓の中を見ると、左心室と左心房が正常よりも拡張し、左心室の心筋もやや厚くなっていました。これらを総合すると、いわゆる「スポーツ心臓」と言ってよい状態です。
スポーツ選手は、トレーニングの効果で自律神経の一つの迷走神経の緊張が高まり、結果として脈が遅くなり（徐脈や房室ブロックなど）、他の心房性の不整脈なども合併します。特に安静時や就寝中には毎分30くらいの脈拍数も決して珍しくはなく、高度の房室ブロックで3～4秒間心臓が止まることもあります。ただし、いったん運動を始めればそれらは消失して、運動に対応して脈もきちんと速くなります。
そこで、再度問診を取り直しました。「学生時代は運動していましたか？」の問いに対して、某有名大学のマラソン選手で、あの箱根駅伝のレギュラーとして毎年活躍していた。社会人になってからはリタイアしたが今でも走ることは続けている、とのことでした。まさに「スポーツ心臓」そのもので、トレーニングをした結果の不整脈だといえます。

今から40年ほど前、私が循環器内科、特に不整脈の勉強を始めたころの話になりますが、まだ「スポーツ医学」という概念もなかった当時、慶應義塾大学は先進的で、スポーツ選手の健康管理に注力し、まずは体育会の部員全員に心電図を録るという取り組みを始めていました。
あるとき大学担当者から、「不整脈で異常」と判定される部員があまりにも多く、特にキャプテンクラスにその傾向があり、そのために「当面運動禁止」とされ困っている、という相談を受けました。順次、慶應病院に呼び出して、心臓の精密検査を受けてもらいましたが、ほとんどが異常なく、運動負荷検査をすれば不整脈が消失することも分かりました。これがまさにスポーツ心臓に伴う不整脈で、しっかりトレーニングを積んだキャプテンクラスに多いのもうなずけました。こうした知見が積み重ねられ、間もなく、異常が出ても、その内容によっては運動の許可が下りるようになりました。

その頃、ある有名なオリンピックのマラソンメダリストの心臓をチェックする機会がありましたが、その方も安静時に録った心電図では毎分 30 弱の脈拍数で、今にも止まりそうでしたが、なんの訴えもありません。トレッドミルで運動負荷試験を行って、普通の人だと根を上げる負荷量も平然とこなされ、脈拍もせいぜい 80 くらいまでしか上がりませんでした。当然のことですよね。フルマラソンを走るにはこのくらいの心臓の予備能が必要だということです。
スポーツ心臓では、左心室が拡張（あるいは肥大）し、心筋の収縮能も上がるため、1 回の拍動で拍出される血液量が増大し、異常に少ない脈拍数でも体が必要とする血液の拍出（心拍出量）が十分に維持されているのです。

「普通の人」なら「異常」あるいは「治療が必要」と判断される不整脈であっても、スポーツ心臓では、当たり前に見られる不整脈があるということを知っていれば、この患者さん（患者さんではなくただの健康なスポーツマンですね）にとっては、健康診断以後に施された治療の全てが不要だったということになります。不要というよりも、何らかの合併症リスクを伴うこれらの治療はやってはならなかった、それが私のセカンドオピニオンでした。大変無念な思いをしました。
ただし、通常は、運動を止めた後は、徐々に「普通」の心臓に戻ります。注意しなければならないのは、その過程で病的な状態に移行することがあることです。心臓の収縮能が「普通」に戻る過程で、脈拍だけが異常に遅いままだと、全身への血の巡りが低下し、失神、倦怠感、めまいなどを伴う「病的な徐脈」でペースメーカーの適応と判断されることもあり得ます。今回診察したスポーツマンも、現状ではペースメーカーは必要ありませんが、定期的にチェックをしていく方針です。

Mini Lecture

不整脈の原因は電気系統のトラブル

心臓に備え付けの発電所（洞結節）で発生する電気信号が刺激伝導系という細いケーブルを通って、心房や心室の筋肉に伝わり、心臓は規則正しいリズム（拍動）でポンプ活動を繰り返しています。この刺激伝導系の異常で起きる拍動リズムの乱れが「不整脈」です。

不整脈には大きく分けて、脈が遅くなる徐脈性不整脈、脈が速くなる頻脈性不整脈、脈が飛ぶ期外収縮などがあります。

さらにその種類は千差万別。心室細動のように、一刻も早く対処しなくてはならない危険なものもありますが、特に治療を行わなくても心配のないものまであります。強く動悸を感じるからといって、危険な不整脈だとは限りませんし、全く自覚症状がなく、健康診断で指摘されて初めて気付いたような不整脈でも、治療が必要なこともあります。

さまざまな不整脈について、第２章で詳しく解説します。

刺激伝導系

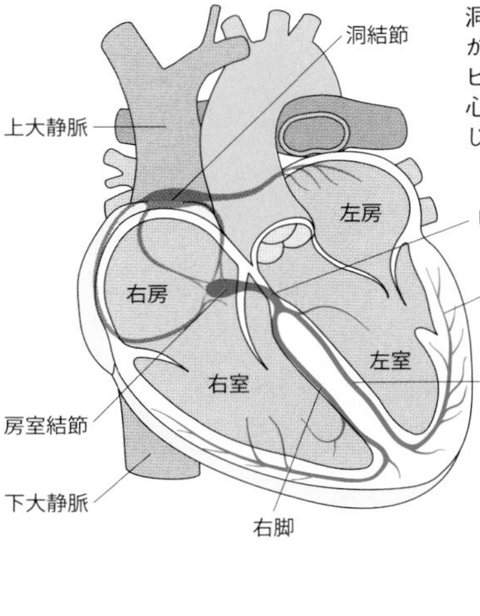

洞結節から発生した電気信号が心房に広がった後、中継所である房室結節を経て、ヒス束、脚、プルキンエ線維に伝わり、心室に到達することで、心臓の拍動が生じます

10 激しい背部痛〜解離性大動脈瘤の徴候なのをご存じですか？

今から35年程前、慶應病院に搬送された石原裕次郎さんが、成功率の極めて低い解離性大動脈瘤の手術から奇跡的に生還されました。屋上からファンの皆さんに手を振っておられた、あの感動的シーンが幾度も放映され、その時に初めて「解離性大動脈瘤」という病気を耳にされた方も多かったと思います。また、落語家の笑福亭笑瓶さんが、先月「急性大動脈解離」のため亡くなられたというニュースは、皆さんの記憶に新しいのではないでしょうか。

胸部大動脈から腹部大動脈へと、血管の壁が裂けていく時に起きる痛みは、人間が経験しうる痛みの中で最強、最悪と言われています（血管の壁が裂けることを解離と言います）。

心臓から出てすぐの上行大動脈なら、胸痛が起きます。胸部大動脈なら背中、腹部大動脈なら腰の痛みが、背骨に沿って生じます。大動脈の中を流れる血流に沿って、あっという間に血管壁の解離が進行するので、痛みも上から下へと移っていきます。解離が起こった結果、腸管動脈への血行障害が生じると、激しい腹痛も起こります。

多くの場合は、発症した瞬間に大動脈が破裂して、そのまま亡くなりますが（瞬間死）、運良く解離の瞬間を乗り越えても、その後に破裂する危険が高いため、診断がつけば手術が必要になります。症状から椎間板ヘルニアと間違われて整形外科に入院したため診断が遅れるケースもあります。

もともと高血圧の方に発症することが多いのですが、解離性動脈瘤発症直後の数日間は200mmHg超の高血圧が続き、薬でも降圧が難しいことが、診断の糸口になります。とにかく早期診断が大事で、診断できたら直ちに心臓血管外科専門医のいる病院への搬送が必要です。

Mini Lecture

解離性大動脈瘤

『動脈硬化の危険因子をもつ人は要注意』

大動脈の壁は「内膜」、「中膜」、「外膜」の３層構造になっています。この内膜に亀裂が生じると、そこから血管壁に大量の血液が急激に流れ込み、中膜が裂けてしまうのが急性大動脈解離です。多くの場合は、発症した瞬間に亀裂が外膜にまで広がり、大動脈が破裂して亡くなりますが（瞬間死）、直後に意識を失ったり、いきなりショック状態になることもあります。

治療は一刻を争います。手術が原則で、解離した血管を人工血管に置き換えます。近年はカテーテルを用いた「ステントグラフト内挿術」も普及しています。これはバネ状の金属を取り付けた人工血管で、足の付け根から動脈内にカテーテルにつけて挿入し、解離のある部位で放出するとバネの力と血圧によって広がり、血管内壁に張りつき固定されます。開胸しないため身体への負担も小さくてすみます。

では、どうすれば急性大動脈解離を防ぐことができるのでしょうか。

急性大動脈解離を発症した人の大半に高血圧があり、高血圧が動脈の壁に負担をかけ動脈硬化が進行して発症すると考えられています。加えて、糖尿病や高脂血症などの動脈硬化の危険因子を持つ方も要注意です。塩分制限、体重減少でも血圧が下がらなければ降圧薬で治療が必要です。予兆もなく突然発症するので、普段からのこうした注意が不可欠です。

11 第１章　見過ごしてはいけない、こんな症状

下肢のむくみとふくらはぎの痛みに急な呼吸困難が

昨年、当クリニックを受診された方ですが、東北自動車道を長時間運転中に突然息苦しくなり、冷や汗も出たそうです。少し停車して休んでいるうちに症状が軽くなったため、運転して帰京しました。ところが翌朝、出勤途中に息苦しさを感じたため来院されました。
診察すると、左足のふくらはぎに圧痛とむくみが認められ（静脈血栓の徴候です）、動脈血の酸素分圧を指先で測るとやや低下し、心電図で特徴的な右心室の負荷も見られたので、直ちに専門病院に紹介して事なきを得ました。

特に呼吸器疾患を患っているわけでもない健康な方が、突然、呼吸困難を訴えた場合、「エコノミークラス症候群」という病名が頭に浮かびます。飛行機で長時間旅行する方、特にエコノミークラスで狭い座席に長時間拘束された方が、飛行機を降りて歩き始めた途端、急に息苦しくなり、呼吸困難やショックを起こし、そのまま亡くなることもあるため、この病名が付けられました。窮屈な座席で長時間同じ姿勢のままでいると、下肢の血液の流れが悪くなり血管の中に血のかたまり（血栓）が作られます（深部静脈血栓症）。その血栓が何かをきっかけにはがれ、血流に乗って肺の血管に詰まるのが、「急性肺血栓塞栓症」、いわゆるエコノミークラス症候群です。

別の方の例も紹介しましょう。

登山が趣味の55歳男性Dさん。１ヵ月前までは元気に山歩きをされていました。最近、日常生活中にも息切れを自覚するようになり、次第に程度がひどくなり、私のクリニックを受診する朝には、地下鉄の駅で地上に出るまでに息苦しくて何回も立ち止まるような状態になっていました。狭心症などの胸部絞扼感ではなく、息が上がる、ハァハァする状態を訴えられました。
問診によって、２～３ヵ月前から右足ふくらはぎの痛みとむくみが気になっていたという重要な情報が得られました。これは「深部静脈血栓症」の兆候です。確かにふくらはぎを軽く握ると痛みを訴えました。深部静脈血栓症のある患者さんに急速に進行する呼吸困難が出た際には、真っ先に「エコノミークラス症候群」を考えます。

この患者さんのように、息切れ症状が徐々に進行してくる場合には、比較的慢性に経過した肺動脈血栓塞栓症が疑われます。早速、指先で測る動脈血酸素飽和度を調べると、普通では98～99％あるはずが、93％まで低下していました。
心エコー検査で、右心室が普通の２倍程度に膨れ上がっており、左肺動脈入り口まで血栓が完全に詰まって、その先に血液が流れていかない状態であることが分かりました。つまり、静脈血は右肺動脈だけに流れていて、まさに片肺飛行の状態であることが判明しました。
直ちに入院してもらい、抗凝固薬での治療を開始したところ、１週間で血栓は融解し２ヵ月後には完全に消失しました。入院時に認めた下肢の膝窩静脈内の血栓も消失し、患者さんは息切れの症状もなくなり、元気に社会復帰されています。再発防止のために抗凝固薬の内服治療は継続してもらっています。

Mini Lecture

エコノミークラス症候群

飛行機のエコノミークラスのように、長時間窮屈な状態で座っていると、下肢の静脈にうっ血が生じ、静脈内に血栓が形成されます。何かをきっかけに下肢の静脈内の血栓が流れ出し、足から腹部の下大静脈に流れ込み、心臓に達すると右心房から右心室へ、さらに肺動脈に送り出されて、肺動脈に詰まる「急性肺動脈血栓塞栓症」を生じます。車の長距離運転手でも報告されています。
古くは大相撲の横綱玉の海関が、虫垂炎手術後に突然亡くなりました。お腹の手術等のために長時間ベッドで寝ている間に血栓ができることもあります。

症状の程度は、どのくらいの大きさの血栓が肺動脈に詰まるかで決まります。詰まる血栓の大きさによって比較的太い動脈に詰まることも、先の細い動脈を閉塞することもあります。太い動脈が詰まれば肺への血液循環が減少し、失神やショックを起こします。詰まる部位によって、呼吸で肺へ吸込まれた空気からの酸素の取り込みがさまざまな程度で障害され、血液中の酸素濃度が低下するので、呼吸をしていても窒息しているような状態になり、「呼吸困難」を生じます。

前項のＤさんのように、息切れ症状が徐々に進行してくる場合には、最初は比較的細い動脈に血栓が詰まり、その後も下肢の静脈血栓が繰り返し流れ出し、同じ場所に次々と積み重なっていき、手前の太い動脈にまで塞栓症が拡大していくことが考えられます。

病状が軽い場合には、血栓が自然に溶けて症状も良くなりますが、繰り返し詰まる場合もありますので、必ず専門医を受診しましょう。簡単な採血と、心電図や心エコー検査で分かることもあり、さらにアイソトープで確定診断できます。診断できれば、血栓溶解療法で治療できますし、抗凝固療法で長期的に血栓の再発予防を行います。一つ間違うと、致命的な病気となりますので、ぜひ知っておいていただきたいと思います。

第２章

怖い不整脈と怖くない不整脈を見分ける

第１章で、いくつかの不整脈の症例を取り上げ、不整脈の中には自分で止められる発作があることもお伝えしました。
この章では、怖い不整脈と怖くない不整脈を見分けるポイントを解説します。

致死性不整脈とは？

心臓は1分間に60～100回、規則的に収縮と拡張を繰り返しています。この拍動のリズムが乱れたり、異常に速くなったり（頻脈）、遅くなったり（徐脈）するのが「不整脈」です。不整脈にはさまざまな種類があり、健康な人にも見られ、心配ないものもあれば、命に関わるような危険なものもあります。では、これらを見分けることはできるのでしょうか。

命に関わる最も危険な不整脈は「心室細動」と呼ばれる不整脈です。
心室の拍動が1分間に300回を超え、不規則にけいれんしたような状態になります。発生した瞬間から心臓からの血液の拍出が止まり、脳への血流もなくなるため、数秒以内に意識を失います。そのまま元の拍動が回復しなければ、突然死につながります。倒れた直後に、周囲の人が気付いて、近くにある「AED（自動体外式除細動器）」を用いて、心臓のけいれんを止める処置（電気ショック）を行うことが必要です。

健康そうに活躍していた有名人が突然亡くなったときに、死因が「致死性不整脈」と報道されることがありますが、まさにこの心室細動のことです。
ただし、心室細動は心臓に重い病気（心筋梗塞、心不全、弁膜症、心筋症など）がある場合にしか起こりません。しかもその原因の多くは、心臓の冠動脈が閉塞して発生する「急性心筋梗塞」です。ゴルフ場などで突然胸を抑えて倒れ、そのまま亡くなる方の多くも急性心筋梗塞が原因といわれています。従って、心室細動を心配する前に、冠動脈の狭窄があるかどうか、心筋梗塞の前兆になる狭心症を見逃さないことが大切です。

心臓に何も病気がなくても、心臓の電気信号の伝わり方に遺伝的な異常がある「QT 延長症候群」、「Brugada（ブルガダ）症候群」と呼ばれる疾患でも心室細動が発症します。
これらは、心臓に病気がないことから「特発性心室細動」と呼ばれますが、心電図によって QT 延長やブルガダ型の徴候を見つけることができます。ですから、普段から健康診断を欠かさず受けることが大切で、不整脈で突然死した血縁者がいる人は特に要注意です。

この心室細動と親戚関係とも言える怖い不整脈に「心室頻拍」があります。心室細動との違いは、心室から出る電気信号が規則的なことです。それでも拍動は 1 分間に 200 ～ 250 回になりますので、心室は空回りし、血液の拍出が低下し、失神したり、そのまま突然死に至ることもあります。

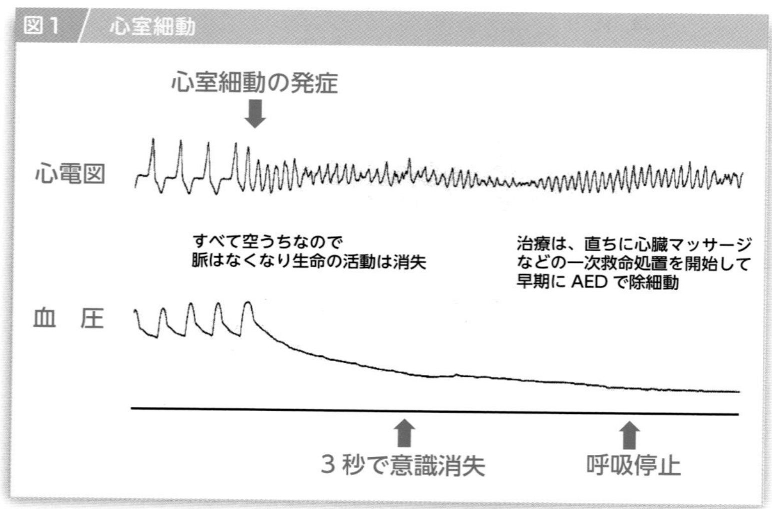
図1 心室細動
心室細動の発症
心電図
すべて空うちなので
脈はなくなり生命の活動は消失
治療は、直ちに心臓マッサージ
などの一次救命処置を開始して
早期に AED で除細動
血　圧
3 秒で意識消失
呼吸停止

2　第２章　怖い不整脈と怖くない不整脈を見分ける

期外収縮とは？

あまり心配のない不整脈の代表が「期外収縮」です。不整脈の中で最も多く、健康な人にも起こります。心臓の拍動は、心臓の「洞結節」という部位から発生する規則的な電気信号でコントロールされています（洞調律）。ところが、洞結節以外の心房や心室から、通常より早いタイミングで電気信号が発生すると、洞調律による規則的な拍動を遮るように短い間隔で拍動が生じ、「ドキ、ドキ、ドキ、ト、ドキ」「ドキ、ドキ、トトト、ドキ」などのように、拍動のリズムに乱れが生じます。これが期外収縮です。

通常は放っておいても心配ありませんし、動悸などの症状がひどくない限り治療も不要です。大半の期外収縮は「自律神経」、すなわち交感神経と副交感神経のアンバランスによるものです。例えば、残業続きで睡眠不足だとか、喫煙、過労、飲み過ぎ、カフェインのとり過ぎなどの生活習慣そのものが、交感神経緊張を過度に高めて自律神経のアンバランスの原因になります。生活習慣を正すだけで嘘のように期外収縮による動悸が治る場合も多くみられます。

一方、期外収縮の陰に心臓の病気（狭心症、心筋梗塞、心筋症、心不全、心臓弁膜症など）がある場合は、期外収縮が心室細動などの危険な不整脈を誘発することもあり、心臓病自体の治療が必要です。また、肺気腫などの「慢性閉塞性肺疾患（COPD）」という肺の病気や、「睡眠時無呼吸」も原因として注目されています。さらに、バセドウ病などの甲状腺の病気も若い人の期外収縮の原因として有名で、元の病気の治療が大切です。

つまり、同じ期外収縮でも、「放っておいても大丈夫な人」と「治療が必要な人」がいるのです。不整脈が気になる場合は、症状の程度にかかわらず、自己判断ではなく、危険度の判断も含めて一度は心臓病の専門医に診てもらうことをお勧めします。

3

第2章　怖い不整脈と怖くない不整脈を見分ける

心房細動とは？

「心房細動」と診断される不整脈が高齢化社会で急増していることをご存じですか？
「心室細動」と名前が似ていますが全く異なり、これ自体で致死的になることはありません。普段は、心臓の上部にある洞結節という組織から規則的に発生する電気信号が、心房から心室に伝えられて心臓は動いています。日常生活中の脈は1分間に60～100回の範囲で、人の活動に合わせて自動的に速くなったり遅くなったり変化しています。

ところが、心房細動では異常な電気信号が心房の中で1分間に400～500回、全く不規則に発生し心房が細かくけいれんします（細動）。それが心室にさまざまな形で伝わって心臓を動かすので、1分間に100～200回くらいの速さで不規則に心臓が拍動します。

そのため急に動悸がしたり、息苦しくなったり、ひどい時には気を失いそうになることもあります。階段を上がったり、運動した時には脈が異常に速くなるので、人よりも早く息が上がって、QOL（生活の質）が落ちます。最初のうちは発作的に生じ、1日もしないうちに治りますが、放置すると慢性化することもあります。
一番の問題は、心房がけいれん状態なので血液の流れが滞り、小さな血の塊（血栓）ができることです。それが、心房の壁から剝がれて、心室に流れ込み、さらに大動脈から全身に回ってしまうことです。

特に血流の加減で、頸動脈から脳へ流れることが多く、脳の血管に詰まることで脳梗塞を起こします。これを、「心臓に由来する脳梗塞」という意味で、「心原性脳梗塞」と呼びます。動脈硬化による通常の脳梗塞と比べて、重症で、死亡する危険性も高く、命は助かっても半身不随などの大きな後遺症を残します。これが、心房細動の一番怖い合併症です。これさえ回避できれば心房細動は心配ありません。現在では、心原性脳梗塞は適切な薬で有効に予防できます。肝心なことは、自分が心房細動にかかっていることを早く知り、心臓病専門医の治療を受けることです。

心房細動

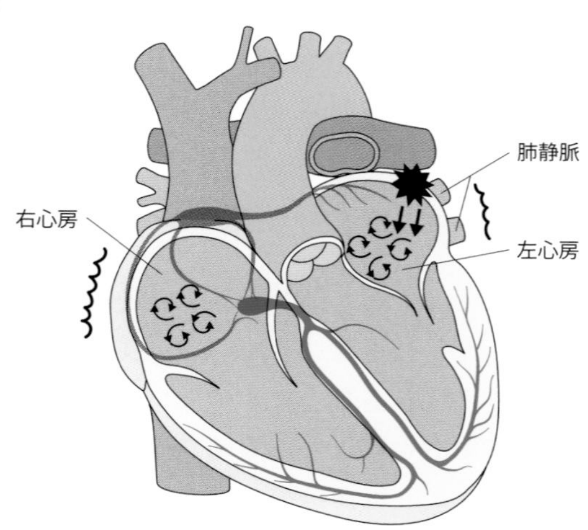

肺静脈から異常な電気信号が発生し、心房のあちこちで
電気信号がグルグル回るため、心房がけいれんします

4 第２章　怖い不整脈と怖くない不整脈を見分ける

治療すべき不整脈とは？

不整脈の治療に当たって大切なことは、いろいろな種類がある中からどの不整脈が出ているのかを決めることです。自覚症状からでもかなり診断を絞ることはできますが、やはり心電図での診断が必要です。常時出ている不整脈なら、受診した際の心電図検査で確認できますが、発作的に起こるような場合には、自覚症状が出た際の情報が不可欠です。自分で手首の脈を取り、そのリズムが乱れていないか、１分間に何回打っているかだけでもチェックしてほしいと思います。

私のクリニックでは、患者さんに携帯してもらえる手のひらサイズの心電計を貸し出して、次の発作が出たときの記録から正確な診断に至ります。その上で治療すべき不整脈かどうかを判断します。
以下の３種類に集約できます。

①不整脈自体がひとたび出れば致死的なもの（心室細動、持続性心室頻拍）

②失神を含め生活に支障を来すほどの強い自覚症状を伴うもの（期外収縮も含みます）

③不整脈自体は重篤ではないものの、致死性不整脈の引き金となったり（心不全患者さんの心室性期外収縮）、放置すると心不全を引き起こしてくるようなもの（高齢者での心房細動、発作性上室頻拍など）

治療法はいろいろあります。期外収縮などは生活習慣を正したり、精神安定剤で自律神経バランスを整えるだけで治るものが大部分ですが、抗不整脈薬を使う必要がある場合もあります。ただし、抗不整脈薬を使うには注意が必要です。健康な方では問題はありませんが、心筋梗塞の前歴があったり、心不全を患っている方では、抗不整脈薬でより重篤な不整脈が引き起こされることがあります。薬が無効な場合には、カテーテルアブレーション法で不整脈源を灼き切る方法もあります。さらに重症な心室細動のリスクが高い方には、植込み型除細動器を含む高度な治療が必要になることがあります。

5
第２章　怖い不整脈と怖くない不整脈を見分ける

ブルガダ症候群〜突然死の原因？

働き盛りの健康そうな男性が、朝起きたら突然亡くなっていたという、夜間の突然死が報告されます。解剖しても心臓が停止するような病気は見つからず、日本では「ぽっくり病」とも呼ばれていました。近年、この原因の１つとして、「ブルガダ（Brugada）症候群」が注目されています。日本を含むアジアで中年男性を中心に多く報告され、この病気を最初に報告したBrugada先生の名が付けられています。

ブルガダ症候群は、「ブルガダ型」という特徴的な心電図所見を示し、「心室細動」による突然死を引き起こします。ブルガダ症候群と診断されても直ちに突然死につながるわけではありませんが、身内に突然死した人がいるとか、過去に失神したことがある場合には要注意です。しかし、健康診断で、類似の心電図所見からコンピュータ自動診断で「ブルガダ症候群の疑い」と診断されてしまう場合も増えています。

心停止からの蘇生や失神の経験がある場合を「症候性ブルガダ症候群」、ない場合を「無症候性ブルガダ症候群」と呼んでいます。突然死の発症率は、無症候性ブルガダ症候群で年間１％未満、症候性ブルガダ症候群では年間約10％と報告されています。健康診断で「ブルガダ症候群の疑い」とされてもすぐに不安に思うことはありませんが、専門医の判断を一度は仰ぎましょう。

予期しない心室細動の発症に対処するには、「植込み型除細動器」が唯一の治療法です。植え込み型除細動器は、危険な頻脈に対する治療を行うためのペースメーカーで、心臓内に電気信号を感知するための電極を取り付け、本体を前胸部に埋め込みます。頻拍の発生を感知すると自動的に電気ショックなどの治療を行います。ブルガダ症候群のうち、どんな人に心室細動が起こるのかは、今のところ予測がつきませんが、次のような人は、リスクが高いと判断され、植込み型除細動器の使用が勧められます。

①心停止から蘇生したことがある

②失神したことがある

③家族に突然死した人がいる

④心臓電気生理学的検査で心室細動が誘発される

6
第２章　怖い不整脈と怖くない不整脈を見分ける

徐脈性不整脈とは？～洞不全症候群

成人の心拍数は１分間に60～100回の範囲で変動しています。洞結節が心臓の発電所で、右心房と上大静脈の境目に位置し、刺激伝導系の一番上にある細胞群です。洞結節で発生した電気信号が、「房室結節」「プルキンエ線維」などの刺激伝導系細胞を介して順序よく伝わり、最終的に心室筋を興奮させることで規則正しい拍動を繰り返しています。

この拍動数が遅くなり、１分間に60回未満になるものを「徐脈性不整脈」といいます。洞結節からの電気信号の発生回数が低下したり（洞性徐脈、洞停止、洞房ブロック）、電気信号がうまく心室まで伝わらないこと（房室ブロック）で生じます。そのままだと、心臓の拍動は止まってしまいます。

徐脈性不整脈は高齢者に多く見られます。加齢だけでなく、狭心症や心筋梗塞、心筋炎、心筋症などの病気が原因になったり、薬の副作用として起こることもあります。突然死につながることはあまり多くありません。通常は筋肉を含む全身に必要な血液を送るために脈が早くなりますが、運動した時などにはそれができなくなります。すると、「息切れ」や「だるさ」などの症状が現れてきます。また、脳への血流も不足するため、ふらついたり、失神したりすることもあります。階段を上っているときや自動車の運転中に失神すると、命に関わる事故につながる恐れもあります。

洞結節に異常が起きて、脈が遅くなるのが洞結節機能不全、すなわち「洞不全症候群」です。高齢者で起きる徐脈性不整脈の代表的なものです。

この洞不全症候群は、以下の4つのタイプに分けられます。

①洞結節から発生する電気信号が1分間に50回以下になる「洞性徐脈」

②洞結節からは規則正しく電気信号が発生されているものの、その信号が周囲の心房筋にうまく伝わらない「洞房ブロック」

③洞結節から発生する電気信号が、一時的にストップしてしまう「洞停止」

④拍動が速くなる頻脈性不整脈（代表的なのが心房細動）と、拍動が遅くなる洞性徐脈、洞房ブロック、洞停止などを交互に繰り返す「徐脈頻脈症候群」

7
第２章　怖い不整脈と怖くない不整脈を見分ける

徐脈性不整脈とは？ ～房室ブロック

心臓の発電所（洞結節）で発生した電気信号が、送電線（刺激伝導系）を介して心房から心室へ伝えられる過程で異常が起きて、信号の伝わり方が遅れたり、途絶したりするものを「房室ブロック」と呼びます。通常は、心房と心室の中間地点にある「房室結節」が関わっています。房室結節は、いわば送電線の中継所の役割を果たしており、信号の流れを調整しています。

この場所は自律神経の影響を強く受けており、信号を早く流したり（交感神経の働き）、遅らせたり（迷走神経の働き）、心房からの余計な信号を塞き止めたりしています。例えば、心房細動の際には、心房が毎分400以上の信号を発生させていますが、それが全部心室に流れると「心室細動」と同じ状態になって命に関わります。

そこで、房室結節がこの信号を間引きして心室の拍動を適切な範囲に調節してくれます。迷走神経の働きが強くなったり、心臓病や加齢で房室結節が障害されると房室ブロックが起きます。房室結節以下の送電線の障害でも同様なことは生じますが、より重症です。その程度によってⅠ度、Ⅱ度、Ⅲ度房室ブロックに分けられます。

●Ⅰ度房室ブロック

電気信号の伝わり方が少し遅れるもので、症状も出ず心配ありません。通常は心房から心室まで信号が伝わる時間は0.20秒以内とされており、それを超えると「Ⅰ度房室ブロック」と診断されます。

迷走神経の働きが強い10～20歳代でよく見られます。高齢者や心臓病のある人では、より高度の房室ブロックに進行することもあるので、経過観察が必要です。

●Ⅱ度房室ブロック

時々（数拍に1回とか）心室への信号の流れが途絶するものです。周期的に繰り返すこともありますが、途絶した時には心臓の拍動が起きないので、脈が飛んだ感じになります。

途絶する様式によって、次の2つに分けられます。

①ウェンケバッハ型Ⅱ度房室ブロック

②モービッツ型Ⅱ度房室ブロック

前者は、途絶する場所が房室結節内が多く、迷走神経緊張に関係し、若い人にも多く、夜間には健康な人でもよく見られます。症状もなく心配ない場合が大部分です。

後者は、房室結節よりも下の心室寄りの送電線の障害によるものが多く、信号の途絶が連続して長い心停止を伴い、失神を生ずる場合もあり、ペースメーカー治療が必要となる可能性が大です。

●Ⅲ度房室ブロック（完全房室ブロック）

発電所（洞結節）から心房まで広がった信号が、心室へ伝わる前のどこか（房室結節のことも、それ以下の送電線のこともあります）で完全に途絶える状態です。
通常は信号が途絶えた場所の下から、新たな電気信号（補充収縮）が発生して最低限の心室の拍動は維持されます。その補充収縮の拍動数が少ないほど、めまい、失神、全身倦怠感、労作時呼吸困難などの徐脈による症状が出てきて、ペースメーカー植込みが必要になります。

8

ペースメーカーを植込んで心停止を防ぐ

洞不全症候群にしても房室ブロックにしても、洞結節からの電気信号が心室に到達しない場合、心停止が生じます。それを補うため、洞結節より下部に位置する他の刺激伝導系細胞から電気信号が発生して心臓を動かす予備システム（補充調律）が備わっていますが、十分ではありません。
一般的に、洞結節で発生する電気信号が最も速く、下部になるほど遅くなります。房室結節から出る補充調律は毎分40～50回程度、心室からでは20～30回程度で、とても体が必要とする血液を拍出できません。

そこで行われる治療が「ペースメーカーの植込み手術」です。体内に、電気信号を発生する小型の機器を植込んで、心室の拍動数が一定以下に落ちた際に心臓を動かしてくれます。ペースメーカー治療が適応となるのは、洞不全症候群や房室ブロックで生じた心停止により「失神やめまいなどの症状がある」、あるいは高度の徐脈により体が必要とする心拍出量を維持できなくなり、全身倦怠感や心不全を生じているような場合です。

無症状の場合でも、24時間ホルター心電図検査などで一定以上（通常は4秒以上）の心停止が偶然見つかった場合に、予防的植込みが行われることもあります。そこには、近い将来起き得るであろう失神や事故の危険性を、専門医がどこまで予測できるかという高度な判断が必要になります。

一方で、降圧薬、抗狭心症薬、抗不整脈薬など、薬の副作用で長い心停止が生じる場合があります。それらの薬を中止するだけで正常の拍動数が回復することがあり、ペースメーカー植込みをせずにすむこともあります。

9

発作性上室頻拍 ～WPW 症候群とは？

発作性上室頻拍の「発作性」は、突然始まって突然終わるという意味です。動悸が始まった瞬間と終わった瞬間を、自分ではっきり分かるのが特徴です。気がついたら動悸が始まっていて、そのうちいつの間にか治っていた、というのとは異なります。

心臓の上部（心房と房室結節）に異常があり、非常に速い拍動が起こります。通常の拍動は1分間に60～100回ほどですが、発作性上室頻拍では200回を超えることもあり、動悸、めまい、失神などが現れます。発作がまだ続いている状態で病院を受診すれば、そこで記録した心電図で診断は確定できます。受診する前に発作が治ってしまった時には、心電図に何も異常がなく、そのまま病院から帰されることもあるでしょう。ただ、その際に上に記した「何時何分に急に激しい動悸が始まって、病院に来る途中でピタッと治りました」と申告すれば、医師はこの不整脈がピンとくるはずです。あるいは、治って正常の心拍数に戻った心電図に、特徴的変化が見つかることもあり、大きな手掛かりになります。

それが、「WPW 症候群」です。Wolff、Parkinson、White という、この病気を最初に発見した三人の先生の頭文字をとった名称です。発作が治まっている時の心電図に「デルタ波」という特徴的所見が出ます。これが捉えられれば、今治ったばかりの動悸の発作が、発作性上室頻拍であった可能性が高まります。健康診断での心電図検査で偶然診断されることもあります。ただし、WPW症候群の心電図所見を持っていても、発作を起こさないで一生終える人が大部分ですので、健診で指摘されても過度に神経質になることはありません。

この「WPW症候群」では、心臓の電気信号を伝える刺激伝導路に生まれつき異常があります。通常では、洞結節から出た信号が心房に広がった後、中継所である房室結節を経て、ヒス束、プルキンエ線維に伝わり、最終的に心室筋に到達した所で、一回の拍動が生じます。そこで信号は消滅し、次に洞結節からの信号が来るまでは拍動を休みます。

「WPW症候群」では、この正常の経路以外に「ケント束」と呼ばれる異常な経路が存在し、心房と心室を直接つないでいます。そのため、一定の条件下では、洞結節からの信号が心室まで届いて1回拍動を生じさせた後も、信号が消滅せず、そのままケント束を通って心室から心房に逆戻りしてしまいます。この逆戻りした信号が、次の洞結節からの正常な信号が出る前に、房室結節に勝手に侵入し、そのままヒス束、プルキンエ線維を介して心室に下りてきて、再度心室を拍動させます。

その後、また同じケント束を通って心房に戻ることを繰り返し（電気信号の旋回）、毎分200回もの心室の拍動を生じさせるのです。この際、房室結節は、このとんでもなく速い電気信号の旋回をただ黙って見過ごしている訳ではなく、「中継所」としての機能を発揮します。特に迷走神経の働きが活発となり、房室結節の中でこの信号の通過を遮断してくれます。これが功を奏すると、その瞬間に信号の旋回は止まり、頻拍症が「ピタッ」と止まります。息を止めたり、のどに指を差し込んでゲェーッとさせる、顔を冷水につけるなど、迷走神経を刺激し房室結節での信号の遮断を助けることによって、自分でもこの発作を止めることができます。

10　第2章　怖い不整脈と怖くない不整脈を見分ける

WPW症候群での発作性上室頻拍はカテーテル治療で完治できる！

発作を止めるには、迷走神経を刺激するのが効果的です。自分でも、「息をこらえる」（バルサルバ手技）、のどに指を差し込んでゲェーッとさせる（嘔吐反射）、顔を冷水につける（潜水反射）、などで迷走神経を刺激してこの発作を止められます。どれが最も有効かは医師の指示に従ってください。病院でも医師の指導でこの方法を行ったり、また医師にしかできない手技もあります。それでも止まらない時には、特効薬があるので、静脈内注射をしたり錠剤を頓服することで止まります。

最も確実な治療法は、カテーテルアブレーションです。太ももの付け根や腕の静脈から細いカテーテルを挿入して、右心房や右心室、時には左心房へ進めます。「心臓電気生理学的検査」を行って、頻拍症を実際に起こして電気信号がどう旋回しているかとか、ケント束の位置を確かめた上で、その部位にカテーテルを介して高周波電流を流して焼灼します。ケント束を灼き切るわけです。

以前には開胸手術でケント束をメスで切っていた時代もありましたが、現在では実施している医療施設や医師の技量にもよりますが、ケント束の場所を決めてカテーテルで焼灼するまでの治療時間は１～２時間程度で、ほぼ根治できます。ただし、心臓に管を入れる治療なので、３日間入院してもらいます。カテーテルを入れる部位の皮下出血が一時的に残ったりしますが、それよりもカテーテルで血管、心筋、弁膜などを傷つける合併症が起きると深刻です。
経験豊かな専門施設であればまず問題ありませんので、事前に十分チェックした上で受診しましょう。

カテーテルアブレーション治療

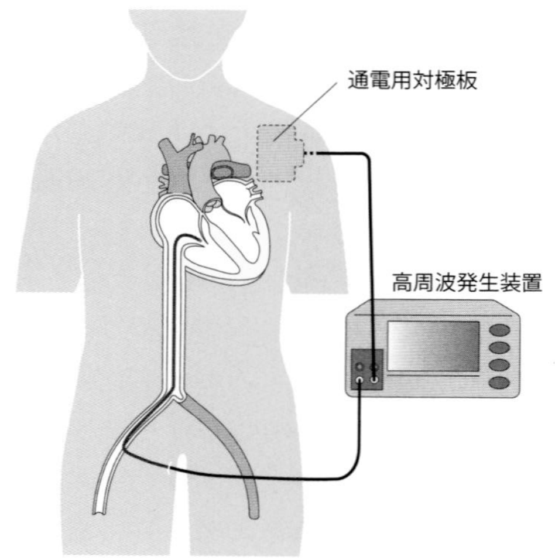

太ももの付け根などの静脈からカテーテルという細い管を挿入し、右心房や右心室まで進め原因のある部位を灼き切ります。心房細動の場合は心房中隔を突き通して左心房まで進めてから焼灼します

第３章

心房細動の治療

高齢化社会において、
心房細動と診断される患者さんが急増しています。
この章では「心房細動」を取り上げ、
さらに詳しく解説します。

1 第３章　心房細動の治療

心房細動はなぜ怖い？

心房細動は、階段を昇ったり、運動した時に脈が異常に速くなるので、人より早く息が上がったりして、QOL（生活の質）は落ちますが、症状がひどい割に命に関わる不整脈ではありません。

心房細動はなぜ怖いかというと、心房がけいれん状態なので血液の流れが滞り、小さな血の塊（血栓）ができることがあるからです。その血栓が、心房の壁から剝がれて、心室に流れ込み、さらに大動脈から全身に回ってしまうことがあります。特に血流の加減で、頸動脈から脳へ流れることが多く、脳の血管に詰まると脳梗塞を起こします。

この心原性脳梗塞は、動脈硬化による通常の脳梗塞と比べて、重症で、死亡する危険性も高く、命が助かっても半身不随などの大きな後遺症を残します。

これが心房細動の一番怖い合併症です。絶対に回避しなければなりません。心原性脳梗塞は適切な薬で有効に予防できます。自分が心房細動にかかっていることを早く知り、専門医の治療を受けることが肝心です。

2 第３章　心房細動の治療

どのような人が心房細動にかかりやすい？

心房細動は高齢者ほど多くかかるのですが、なぜ高齢者に多いのか、老化との関わりなどは十分解明されていません。ただ、高齢者に多い高血圧との関係は証明されています。また、糖尿病、心臓病（狭心症、心筋梗塞、弁膜症、心肥大など）も心房細動発症の原因になるとされています。ですから、このような病気をきちんと治療すれば、高齢者でも心房細動を防ぐことはできるのです。

過度の飲酒も関わりがあると言われています。若い人の場合には、甲状腺機能亢進症（いわゆるバセドウ病）が原因となる例も多くみられます。

第２章で、心房細動はそれ自体が怖いのではなく、心房細動になると、血栓ができ、それが血液の中を流れて脳へ行き、脳梗塞を起こすことがあるから怖いのだと説明しました。心房細動の人が全て脳梗塞を合併するわけではなく、心房細動から脳梗塞を起こすのは、年間100人に４～５人程度と言われています。

では、心房細動になったときに、どのような人が脳梗塞を起こしやすいのでしょうか？
脳梗塞を合併しやすい人を下記のように点数で表します。

・75 歳以上は２点
・脳梗塞の既往は２点
・心不全は１点
・高血圧は１点
・糖尿病は１点
・血管疾患は１点
・65 歳以上 74 歳以下は１点
・女性１点

自分が該当する点数を集計して、点数が高いほど脳梗塞発症の危険度が高まります。２点以上になると要注意です。
「点数×２」が大体年間の脳梗塞発症率に近いとされています。例えば高血圧（１点）をもつ 75 歳の男性（２点）だと３点、すなわち３×２＝６％（100 人中６人）が１年間で脳梗塞になるリスクが予想されます。

これを専門的には CHA_2DS_2-VASc スコアと言います。

もともとは下記に示します $CHADS_2$ スコアとして提唱されました。
・心不全（Congestive heart failure）　C　１点
・高血圧（Hypertension）　H　１点
・年　齢（Age）　A　１点
・糖尿病（Diabetes）　D　１点
・脳梗塞（Stroke）　S　２点

3 第３章　心房細動の治療

心房細動を治すには？

では、実際に心房細動になってしまった場合、どのような治療法があるのでしょうか？
大きく分けて３通りあります。
１つ目は、抗不整脈薬という薬で発作を予防したり、慢性になりかかった心房細動を止めて正常の調律に戻す治療です(「リズム治療」と呼びます)。
２つ目は、心房細動が起きたときに、頻脈になってひどい動悸が起きるのを防ぐ治療です（「レート治療」と呼びます)。
そして、第３の治療法は、血栓をできにくくする抗凝固療法です。

抗凝固療法には、以前からワルファリンという薬が使われてきましたが、ワルファリンを飲んでいる人は「納豆を食べてはいけない」ということが知られているように、食物や他の薬剤との相互作用があり、安定した効果を維持するのに苦労がありました。

そのような中で、2011 年以後にワルファリンに代わる新薬が登場し、現在では４種類の薬剤が使えるようになりました。
ワルファリンと区別するために、これらの新薬は「直接作用型経口抗凝固薬」（DOAC）と呼ばれており、現在では多くの患者さんに処方されています。

4 第３章　心房細動の治療

カテーテルアブレーション治療

心房細動になったときに、抗不整脈薬で発作を予防したり、慢性になりかかった心房細動を止めて正常の調律に戻す「リズム治療」について、前項で触れましたが、このリズム治療として、抗不整脈薬だけでなく、カテーテルアブレーションによる治療も最近注目されています。

65 頁にも書いたようにカテーテルアブレーションは、発作性上室頻拍や、ほかのいくつかの不整脈には以前から用いられ、好成績をあげていた治療法です。この 10 年間で技術が進み、心房細動治療にも応用される機会が増えてきました。

カテーテルアブレーション治療は、３～４日間の入院が必要で、手や足の血管から数本の細い管（カテーテル）を心臓に送り込み、左心房につながる肺静脈の病変部を高周波で灼き切る治療法です。最近では高周波で焼灼するのではなく、窒素ガスによって冷凍凝固するアブレーションも行われるようになっています。

アブレーション治療は、体に傷をつけて治療する、いわゆる「観血的治療」であり、心臓に管を挿入することによる出血などのリスクのほか、治療中に血栓ができて脳梗塞を併発するなど、命に関わる合併症もあり得ます。施設や術者によって、あるいは発作性心房細動か持続性心房細動かによって治療成績は異なりますが、一般的には 70 ～ 90% で成功すると言われています。ただし、術後再発例もみられます。

心房細動は本来、命に関わらない不整脈なので、この治療法を選択すべきかどうかは慎重に決めるべきだと思います。抗不整脈薬が無効である、あるいは強い自覚症状がある場合などに限られる、と私は考えています。

詳細については第 4 章で述べます。

5 第３章　心房細動の治療

灼かずに治す心房細動

私が治療をしてきた心房細動患者さんの約１割は、抗不整脈薬を使っても発作が再発し強い症状を伴ったため、アブレーション治療を行う施設に紹介しています。
１割は発作が慢性化してしまったため、動悸や息切れを軽くするために、心拍が速くなりすぎるのを抑える薬によるレート治療と脳梗塞を予防するために抗凝固療法を行っています。
残る８割の患者さんは、私の流儀（ガイドラインに準拠しています）で、抗不整脈薬を巧みに使い分けることにより、満足できる結果が得られています。なおかつ、そのうちの３分の１の患者さんは、一定期間が経てば（私の経験と理論に基づく判断で）抗不整脈薬を中止していますが、心房細動は再発しません。

患者さんから聞いた話では、アブレーションを得意としている先生の中には、「あなたは一生薬を飲み続けるのですか？アブレーションで治せば根治しますので、もう薬は要らなくなりますよ」と、患者さんにアブレーションを勧めている先生もいらっしゃるようですが、抗不整脈薬の使い方に長けた専門医であれば、アブレーションで治る率と同じくらいの効果を薬であげることができます。

私のクリニックでは、心房細動は「灼かずに治す」のが基本です。

第４章

心房細動にカテーテルアブレーションを勧められたら

カテーテルアブレーションは、
これまで頻拍症などの治療に有効とされてきましたが、
最近では心房細動の治療にも用いられるようになっています。
しかし、本当にそれが第一選択の治療法となってよいのか？
この章では考えてみます。

1 アブレーション治療が必要な心房細動はどのくらいある？

東京の赤坂で2016年5月に開業して7年目を迎えますが、Apple Watchで心電図を記録できるアプリの普及もあって、心房細動と診断されて、その治療について相談に来院される方が急増しています。
特に気になるのが、カテーテルアブレーションによる治療を勧められてセカンドオピニオンを求めて来られるケースが多いことです。

心房細動治療の選択肢の中で、アブレーションを必要とする患者さんがどのくらいいるかは、受診先の医療機関の規模、医師の専門性、地域性などによって異なる可能性があります。ごく一般的な開業医の中でも「不整脈」を標榜し、心房細動治療も対象の一つとしている私のクリニックの実態を紹介したいと思います。

この6年間で私のクリニックを受診された心房細動患者さんは計341例（男性256例、女性85例）でした。発作が出て1週間以内に自然に治る「発作性心房細動」と、それ以上持続する「持続性・慢性」心房細動に分けてみると、発作性心房細動252例、持続性・慢性心房細動が89例でした。

発作性心房細動患者さんの受診理由を図２に示します。
252例のうちの151例は治療を目的として受診された方で、

図２　心房細動患者の受診理由

	発作性心房細動	持続性／慢性心房細動
治療目的	151	73
診断目的	18	0
アブレーションの相談	83	16
合 計	252	89

18例は診断目的の受診でした。そして、なんと83例（33%）が「アブレーション治療が必要と言われたため」というセカンドオピニオンの相談でした。83例の中にはすでにアブレーションを施行された後の相談が20例もありました。

この方たちは、このたび診断された際に初めて「心房細動」という病気を知り、さらに担当医に、「すぐに入院してアブレーションをしないと危ないですよ」と言われてショックを受けられたという方が多く、それからインターネットで心房細動について検索しているうちに、「灼かずに治す心房細動」と謳っている私のクリニックのホームページにたどり着いたということでした。
こうして来院された83例に対して、私の初診時の判断は以下のように分かれました。

a. まずは薬物治療で対応すべき　55例
b. アブレーションが必要　11例
c. アブレーションの必要はなく経過をみるだけでよし　17例

a. まずは薬物治療で対応すべき（55 例）

「まずは薬物治療で対応すべき」と私が考えた55例の中で一番多かったのは、動悸のために近医を受診し、初めて心房細動と診断された方や、Apple Watch で動悸の時の心電図を記録したら「心房細動」と表示されて慌てて病院に駆け込んだところ、アブレーション治療を勧められた方たちです。しかも全体の 66%の方は、最初の診察時に「すぐにアブレーション治療が必要です」と言われています。この方たちに、抗凝固療法が必要な方もいますが、まずは抗不整脈薬で治せると私は判断しました。中には、抗不整脈薬を始めても効果が不十分だったため、途中でアブレーション治療を勧めた例もあります。

b. アブレーションが必要（11 例）

「アブレーションが必要」と判断したのは、すでに他の医療機関で薬物療法が行われていて、発作が十分抑えきれず、なお自覚症状が強いため生活に支障が出ている方たちが中心です。そのような方は全体の 16% でしたが、私もアブレーションをお勧めしました。
アブレーションを勧めた方の中には、これまでの抗不整脈薬の使い方が十分ではなく、他の薬を試してからでも遅くはないと判断し、治療しているうちに治った方もいらっしゃいます。

c. アブレーションの必要はなく経過をみるだけでよし（17 例）

「アブレーションの必要はなく経過を見るだけでよし」の多くは、健康診断で初めて心房細動と診断された方で、自覚症状もあまりはっきりしない、あるいは丁寧に問診しても全く無症状の方たちです。そういう方には、もちろんアブレーションを急ぐ必要はなく、まずは脳梗塞の発症リスクを評価した上で、抗凝固薬が必要かどうかを判断します。
「発作性」というのは、そもそも放置しても大体は24時間以内、長くても１週間以内に自然停止するものなので、多くの方は当クリニック受診時には正常な調律に戻っています。
また、初めて発症した心房細動の半数はその後の１年間は再発しないと言われており、慌てて治療（予防）する必要はありません。そのまま経過を見ていけば良い方たちです。ところが、そういう方にまでアブレーションが勧められてしまっているという現実が見てとれます。

上述のように、この６年間の診療で、アブレーション治療を勧められて相談にいらした83例の中で、実際に私もそうした方がよいと判断したのは、わずか11例（16%）でした。
６年間の診療で、発作性心房細動と診断した252例全体の中でも、いろいろな対応をしても改善せず、最終的にアブレーションを専門の病院に依頼したのは32例、12.7%でした。ほかの方たちは、薬物療法あるいは経過観察をしている中で、通常の社会生活を支障なく送られています。もちろんこの中には、アブレーション治療を行った後に、それまでの発作から完全に解放され充実した社会生活に復帰されている方も多く含まれます。
ですから、やみくもに薬物療法に固執することなく病状や薬の効果を見極めて、時を逸せず的確な判断をすべきと、常々心して診療にあたっています。

2 アブレーション実施のためのガイドラインはどう変わったか？

心房細動を対象としたアブレーション治療は、この10数年の技術革新を背景に成功率の向上が得られ、心房細動治療における位置付けが確実に高くなっています。とはいえ、たとえ低率であっても重篤な合併症を伴う可能性のある治療を受けるには、メリット・デメリットを慎重に評価した上で判断すべきだと思っています。

日本循環器学会・日本不整脈心電学会が作成しているガイドラインがその目安になりますので、少し難しい内容になりますが、ここで紹介したいと思います。

2018年版ガイドラインの記載によれば、米国でのアブレーション治療93,801回の集計では、合併症発生率は2000年は5.33%、2010年は7.48%で、決して減少はしておらず、むしろ増加しています。
2017年のデータでは、死亡が最大で0.4%、つまり250人に１人であり、決して少ない数字ではありません。
そのほかにも、無症候性脳梗塞15%、心タンポナーデ５%、左房・食道瘻0.11%（致死率は70～80%と高いです）など、致死的な合併症が報告されています。

成功率や合併症発生率はアブレーションの手技の変遷によっても異なるので一概には比較できませんが、ガイドライン自体も経年的に改訂され、その都度微妙に考え方が変化しています。

●アブレーションに最も適した対象は？

2011年版ガイドラインでは、致死的合併症を伴う可能性のあるアブレーションを実施するには、「薬による治療で効果がなく心房細動が繰り返し、かつ日常生活に支障を来すほどの強い症状を伴う場合」としています。これであれば大方の医師が有用だと認める「クラスI」となります。この原則は2018年改訂版でも変わっていません。

●「薬が有効な心房細動」にもアブレーションをするのですか？

2006年版ガイドラインでは、「抗不整脈薬が効いている心房細動へのアブレーションは有害」と、大方の見解が一致していました。つまり「クラスIII」（禁忌）という判断で、「そのまま薬を継続していけばいいですよ、アブレーションはやってはいけません」という考え方でした。

2011年版では、しかしこの方針が大転換されました。
「薬物治療が有効な心房細動」でも「患者がアブレーションを希望する場合」には、「大方の見解は一致してないが、有用である可能性が高い」として「クラスIIa」に格上げされました。それまで「禁忌」としていた心房細動例でも、患者さんが希望すればやってもいいですよ、と判断が変わったのです。

これを受けて、「今は薬が効いているかもしれませんが、心房細動は生涯治りません。副作用のある薬を一生飲み続けるのですか？ アブレーションなら薬を飲まなくてもよくなるのですよ」という説明をする医師が増えました。その結果、患者さんがアブレーションを希望する例も増えました。
しかし、「副作用のある薬を一生飲み続ける」というのは真実ではなく、今日では副作用を避ける薬の飲み方が確立されていますし、薬で効果が得られて心房細動を抑えられた後には、一定期間後に薬を中止しても再発しない例が多くあることは今や常識です。
にもかかわらず、こうした誤った誘導をする医師が増えたことを嘆かわしく思っていました。

幸い、2018年改訂版からは「患者がアブレーションを希望する場合」という記載は削除されています。いくら患者さんから希望されても、メリットとデメリットを天秤にかけた上で、最良の治療法を医師から提示することが本来のあり方だと思います。

●症候性／再発性の発作性心房細動なら、薬を試す前でもアブレーションしますか？

2018年版では、「症候性／再発性」心房細動の場合であれば、抗不整脈薬を使う前であってもアブレーションを行うことをクラスIIa（有用の可能性が高いのでやってよし）に加えました。これまではまず必ず薬で治療して、それが無効と分かった段階でアブレーションを勧めるよう決められていましたが、大きく変わりました。

この背景には、欧米の臨床試験で、抗不整脈薬よりもアブレーションの方が心房細動の再発を抑える効果が高いと示されたことがあります。
しかし、欧米で使用されている抗不整脈薬の種類とその使用実態は、日本と大きな違いがあり、欧米の薬物治療の有効性は日本に比べてはるかに低いというのが私の実感です。
日本には、「心房細動治療（薬物）ガイドライン」があり、それに従って薬の種類や使用する順序をきめ細かく使い分けることで、満足できる成績が得られるのです。

そうであれば、やはりまずは従来通り薬物治療を先行するのが正しいと私は思っています。「心房細動治療（薬物）ガイドライン」の策定には私自身も深く関わってきましたので、「抗不整脈薬が無効」という判断を下す前に、ガイドラインに従って複数の薬を正しく使い分けるべきだと考え、毎日の診療でもそれを実践しています。

●無症状の心房細動でアブレーション治療を受けますか？

健康診断での心電図検査で、偶然心房細動が見つかるケースがあります。そういう方の大半は症状もなく普通に生活されていて、健診で初めて指摘されて、そういえばおかしいかな？と感じるくらいです。前述のように、その時点で初めて「心房細動」という病気を知り、さらにすぐにアブレーションを勧められる例が、かなり多くあるようです。これは、「症候性/再発性」が適応となるアブレーション治療の大原則に反するケースだと思います。

ところが、2018 年版ガイドラインでは、無症状で偶然見つかった心房細動に関しても大きな変更がありました。無症候性発作性心房細動についても、アブレーションによって「生命予後」

が改善するという海外の報告があるので、積極的に実施してよいのではないか、と記載してあります。
とはいえ、この報告も海外のものであり、どこまで日本人に適応できるのか、また「生命予後」の改善がどこまで確たるものであるかが、現状ではまだ分かっていない部分の方が大きいと言えます。

心房細動は、それ自体では命に関わる不整脈ではなく、ひどい発作の症状がある場合はＱＯＬの低下を招きますが、一番大きな問題となるのは脳梗塞の合併であることを、これまでもお伝えしました。無症状で日常生活に何の問題もなければ、あるいは抗凝固療法を必要とする場合はあるかもしれませんが、侵襲性でかつ再発もあり得るアブレーションは必要な治療ではないと私は思います。

2018年版ガイドラインの記載から、「長生きができるように症状がなくてもアブレーションをしましょう！」と勧める医師が出てくるのでしょうか？ 少し心配になります。

3

第４章　心房細動にカテーテルアブレーションを勧められたら

心房細動治療にカテーテルアブレーションを勧められたら？

主治医による薬物治療で十分な効果が得られず、つらい症状から解放されたいために、アブレーションの有用性を聞き、専門の施設を受診するということであれば理解できます。そこで、アブレーション治療の必要性、治療の有効性、合併症リスクなど、十分な説明を受けて納得し、同意の上で（インフォームドコンセント）、実施してもらうのが本来の姿だと思っています。

つい最近、ある病院の循環器内科医師から受けた説明として患者さんから伺ったのは、驚愕の内容でした。「ご存知ですか？心房細動は心臓の癌なのです。すぐに治さないと進行して手遅れになりますよ」
その患者さんはそこで健康診断を受け、結果説明の際にそのように言われたそうです。いつ発症したのか分からない無症候性の心房細動でしたが、翌週私のクリニックに来られたときには正常な調律になっていました。いろいろお話をした上で、その翌週に予定されていた入院は断られたようです。

「心房細動が心臓の癌」というのは初耳で、さすがにこのような説明をする医師がいることに驚きました。また、「アブレーションを受けないなら当方では治療できませんので、ほかの施設にかかってください」などという医師がいるということも聞きます。

きちんとした説明もないままに、アブレーションを勧められた際には、以下の点を担当の医師に質問して下さい。

①アブレーションを受けることのメリットは何ですか？ 何が改善されるのですか？ 薬は飲まなくてよくなりますか？
②ここの施設や先生の、これまでのアブレーションの成績（成功率、合併症、後遺症のリスクなど）を教えてください（ガイドラインの一般的な成績ではなく）。
③アブレーションを今回受けなかった場合の将来のデメリットはなんですか？ 心房細動をそのままにしておくと本当に長生きできないのですか？
④アブレーション以外の代替療法はないのですか？
⑤アブレーションの費用を教えてください。

重い弁膜症や、心筋梗塞、心筋症で心機能が低下している方では、心房細動が再発して頻脈が続くと心不全の合併や悪化を来すことがあります。洞不全症候群では、再発した心房細動が治った瞬間に数秒の心停止が生じ、失神して事故につながることもあります。そのような場合にはアブレーションによる治療がより優先されると思います。
しかし、一般的な心房細動の場合は、血栓による脳梗塞リスクに対応すれば、必ずしも命に関わる不整脈ではありません。それに対して、アブレーションは低率ではありますが命に関わる重篤な合併症が発生する可能性がありますので、きちんと説明を受け、納得して受ける必要があると考えます。

4 第４章　心房細動にカテーテルアブレーションを勧められたら

小川聡クリニックでの心房細動治療の実態

日本の薬物治療ガイドラインに準拠して治療した、私のクリニックの１年間の発作性心房細動の成績を紹介します。２年ほど前の集計で、発作性心房細動 85 例についての治療成績になります（図３）。

個々の患者さんの心房細動の病歴、過去の治療歴、心電図所見、心エコー検査の結果など、さまざまな要素を参考にどの薬剤から使い始めるか、無効な時にはどの時点で次の薬剤に変更するかなどを決めて処方した結果です。

私の処方する薬は３剤（サンリズム®→シベノール®→ベプリ

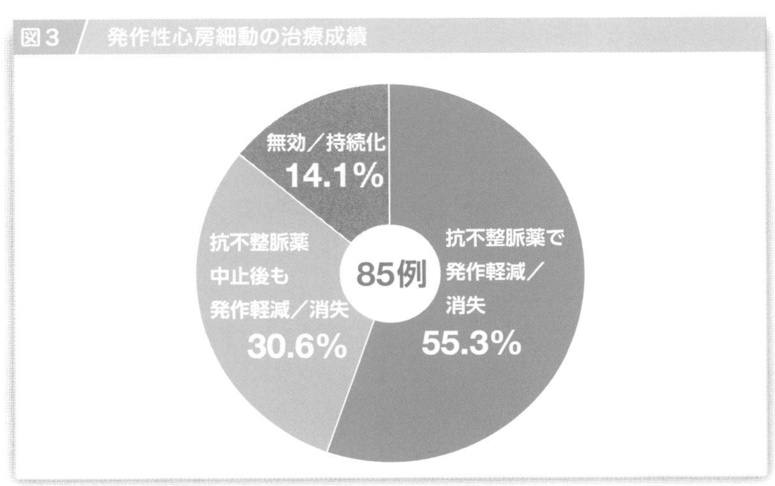

コール®）までで、発症時期、病態によって使い分けています。発症後１～２ヵ月という比較的新しいケースにはサンリズム®から、発症から時間が経過している例にはシベノール®から始め、それらが無効な場合はベプリコール®に変更します。それでも無効な場合にはアブレーションを考慮します。

サンリズム®、シベノール®は効果があるかないかは長くても２～３週間の治療で判断できますが、ベプリコール®の場合には２～３ヵ月服用して初めて効果が出ることもあるのが特徴です。

このあたりをきちんと理解していれば、効果のない薬を長期間飲む必要はありませんし、もう少し続ければ効果が出るのに途中で諦めてしまうようなことも避けられます。
再発があっても、まずは薬の用量、服薬時間（発作の好発時間に合わせた飲み方など）を再考することでうまく発作を抑えられるケースも多くあります。もちろんそれぞれの薬剤には副作用などもあり、それらもきちんと考慮した上で、処方します。

詳細に問診してみると、就寝中～早朝に発作が集中している方がよくいます。そういう方に普通に食後の３回の服用を勧めていると、夕食後に飲んだ薬の効果はほとんどの場合、その好発時間には切れてしまっています。再発するのもうなずけます。薬が効いていないわけではなく、飲み方が悪かっただけです。

そういう方には食後と決めずに好発時間に合わせた飲み方を

勧めます。就寝前に服薬しておけば、朝方まで効果が維持されて発作が予防できます。特にシベノール®は深夜帯に起きる発作の予防効果が高く、重宝されます。場合によっては１日３回服用する必要もなく、就寝前だけで十分な場合も多く見られます。

薬物治療が無効とされ、アブレーションを勧められたケースでも、こうした点がきちんと実施されているかを評価することにしています。

最近では Apple Watch で発作が出る時間が正確に把握できますし、受診するまでの１ヵ月間の発作の出た時間を綿密にメモしてくださる患者さんもいるので、薬の飲み方の判断に大変役立ちます。

完全に発作が消失するケースだけでなく、発作の回数が減り、再発してもすぐに治まるようになり、発作が気にならなくなったケースが 55.3% でした。

最終的に患者さんの QOL を満足させられれば有効と判断します。
強調したい点は、ある一定期間発作が再発しない状態では、薬を中止しても以後の再発が見られないことがあるのです (30.6%)。これは過去の実験データや、実際の診療においても証明されている事実です。

この事実から私の診療では、発作が治まってきた時点で、いったん薬を減量、中止するようにしています。前述のように再発した場合の心不全や失神のリスクがある場合は例外ですが、命に関わることのない心房細動の場合には中止を原則としています。中止するタイミングには微妙なセンスが必要ですが、私の長年の勘も働きます。

こうした治療で、最終的に薬物治療が上手くいかず、専門医にアブレーションをお願いしているのは、前にも示しましたが、年間数例にとどまります。

持続性心房細動例は少ないですが（16例）、発作性心房細動と同様な薬物治療を行った15例（94%）で、平均２～３ヵ月後に正常な調律に戻りました。その中の７例では、抗不整脈薬を中止した後にも７ヵ月間の観察では再発は起きませんでした。５例では、薬を継続した状態で再発は起きていません。再発したのは３例だけでした。薬物治療でも十分効果があげられることが理解できます。

これから循環器専門医を志そうという若い先生方には、もちろんアブレーションのような最先端治療に携わることも大切ですが、抗不整脈薬の良さを学び、薬によって不整脈を治す醍醐味を味わってもらえるよう期待しています。

第5章

Dr. 小川の独り言

自分の病気や治療に直接関わらなくても、
患者さんにぜひ知っておいてほしいことがあります。
そしてそれは循環器を勉強中の研修医や専攻医、
若手の医師にとっても大いに役立つ知識と考えますので、
ここでは私の独り言をつぶやきたいと思います。

1　第5章　Dr. 小川の独り言

問診の大切さ

初めてクリニックを受診される患者さんにとって、ご自身の苦しみをいかに正確に医師に伝えられるかが、病気を正しく診断してもらい、早く治療を始めてもらう上で大切なことです。こういう具合のときには､医師は何を聞き出したいと思っているのかを、あらかじめ知っておけば必ず役に立ちます。医師は病状によって、いろいろなことを質問しながら、頭の中で診断への糸口を組み立てていきます。それが｢問診｣です。

患者さんの病状、既往歴・家族歴を聞き取ることで、どんな病気が隠れているかの手掛かりを得ることを「問診」と呼びます。受診されるきっかけとなった病状、症状を細かく聞き取ることで、それだけで多くの病気の診断がつきます。経験ある医師にかかれば、心臓病の場合は80%くらいが問診で診断がつきます。ですから、問診にはゆっくり時間をかけることが大切です。患者さんから話を伺っていると、時には医学的には関係ないと思うような横道にそれてしまうこともありますが、そうした中で思いがけずに核心を突く「訴え」を聞き出して正確な診断に至ることもあります。時間をかけた会話の中から、大事な情報を聞き出すのも医師の技術の一つです。

心臓・循環器領域では、すぐに対応しないと命に関わる病気が多く、速やかに正確な診断をつけることが求められます。例えば､「胸が痛い」と訴えて来られた患者さんの中には、心筋梗塞につながる狭心症（不安定狭心症）や、解離性大動脈瘤、肺梗塞（エコノミークラス症候群）など、致命的になり得る病気があり、万が一にもそれを見落として帰宅されると、その日のうちにご自宅で命を落とす可能性もあり、最も神経をつかうところです。
一方、運動で痛めた筋肉痛、肋間神経痛のこともあります。帯状疱疹も、発疹が出る前から神経痛のための胸の痛みを訴えます。肺の病気ですが、自然気胸も胸の痛みと呼吸困難を伴う病気で、これも程度によっては緊急治療を要することもあります。

診察室で初めてお会いした患者さんに対して、それらの見極めをしなければなりません。待合室から診察室に入って来られるときの様子や顔色も注意深く拝見しますし、問診、さらには診察、簡単な検査から一番怖い病気でないかどうかの判断が求められます。

「胸痛」一つを取っても、痛みの起きる状況（安静時、労作時の違いや、走ったりしたときに出た症状が立ち止まっているとじきに治るとか）、痛み方（例えば深呼吸したときの痛みの変化や体位を変えたときに変化する痛みかなど）、痛みの部位と広がり（指先で指し示せるような狭い範囲なのか、拳くらいの広さがあるのかなど）、痛みの性状（キリキリ痛む、重苦しい、締め付けられるなど）、痛みの続く時間、などを伺うだけでも怖い病気かどうかを瞬時に判断できるのです。逆に言えば、いかに正確にご自分の胸の痛みを表現して医師に伝えるかが大切なのです。忘れないように、症状の起きたときの様子をちょっとメモしておいて医師に見せましょう。

2 第５章　Dr. 小川の独り言

健診で心雑音を指摘された、心臓弁膜症？

私が医学部を卒業したてのころは、特に内科領域では、問診、視診、触診、打診、聴診などの手法を駆使して、患者さんをしっかり診察することで、多くの病気の診断ができることを教えられました。優秀な内科医になるためにと必死でこの診療手技を先輩から学んだものですが、この経験が今でもクリニックで役立っています。
時々、患者さんの背中を叩く「打診」もしますが、「今時、こんなことしてくれる医者がいるのですね」といぶかしがられます。まずはこれらの診察で病気を絞り込み、その後で必要な検査を進めるのが基本です。

さて、本題に入りましょう。
健康診断で「心臓に雑音が聴こえる」、「心臓弁膜症（疑い）」と言われたら、どんな先生を受診したらよいでしょうか？
弁膜症自体の診断はもちろん大事ですが、その存在が身体にどのような悪影響を生じているのか、将来的に何が起き得るのか、だから今何をすべきなのか、そういったことを総合的に判断できる循環器内科医にかかりたいですね。まさしく「木を見て森を見ず」では駄目なのです。とはいえ、まずは木（弁膜症）を見るところから始めましょう。木を見た上で森を見ましょう！

「聴診」は弁膜症の診断に大きな武器になります。弁膜症ではドップラー法を含む心エコー検査が今や有力な診断法ですが、その前に聴診器を使いこなすことによって、多くの重要な情報が得られます。それによって心エコー検査の結果の判断にも影響します。
実は、今の若い先生方は、ほかに学ばなくてはならないものが増えたためか､残念ながら心臓の聴診を勉強する機会が減ってしまったようです。基本である診察（聴診）をおろそかにして精密検査に依存しがちになっています。高齢者や在宅医療の患者さんで、精密検査を受けることのできない方では、ベッドサイドで聴診器１本で弁膜症の診断、重症度の判断をしなければなりません。

健康診断の場で、聴診に長けていない先生に出会うと、わずかな雑音で過度な心配をして精密検査を勧められたり、逆に大事な雑音を聴き逃して弁膜症の診断が遅れてしまうこともあります。健康診断で心臓に雑音を指摘されて来院される方の多くは、聴診器を当てただけで、弁膜症ではなく全く無害の雑音（いわゆる「機能性雑音」）だと診断できるケースです。「全く心配ありません」とお帰りいただいています。

最近では「心臓ドック」と称して、オプションで心エコー検査や心臓 CT が行われることも増えました。よく調べてもらうことは大事ですが、その結果の判断には慎重でなければなりません。最新のドップラー・心エコー検査では心臓内の血流が詳細に観察できます。そこでは､わずかな血液の漏れ（弁の逆流）も検出されてしまいます。
しかし、聴診してみると何も雑音が聞こえず、弁膜症とは言えず、本人の将来にとって全く悪影響のないことが分かります。検査法が余りに鋭敏なために、無害なものまでが異常（病気）と診断され得ることを忘れてはなりません。「心エコー病」という名前があるくらいです。健康診断の報告書に「心雑音」あるいは「弁膜症の疑い」と書かれただけで、急に心臓が不安になって精神的にも落ち込んでしまいますよね。その見極めに、「聴診」を含む診察が大事なのです。

慶應病院の循環器内科の恩師、中村芳郎名誉教授から私は聴診の奥義を授かりました。
中村先生は、1967年米国フィラデルフィアにあるハーネマン医科大学から帰国され、当時としては画期的なアメリカンスタイルの臨床心臓病学を慶應に持ち帰られました。私の卒業は1970年で、フレッシュマン（現在の初期研修医）として循環器内科に配属されたときには、中村先生の格好良さに圧倒されたのを記憶しています。学生時代にテレビドラマの「ベン・ケーシー」に憧れていた私にとって、まさに中村先生の考え方や立ち居振る舞いがベン・ケーシーと重なりました。
早朝回診には、ブルックスブラザースのブレザー姿で颯爽と病棟に現れ、白衣も着ずにおもむろにポケットから聴診器を取り出して患者さんを診察されていました。先生から聴診所見を質問されて即答できないスタッフ医師が、冷や汗をかく様子をそっと見て楽しんでいました。そのとき使われていた聴診器は、それまでの日本では見たこともないような逸品で、それを患者さんの胸に当てていく手元、指使いに見とれていました。

先生の留学先のハーネマン医科大学には、米国でも聴診では３本の指に入る著名な心臓病専門医がおられ、その一番弟子だったそうです。先生は帰国後に慶應病院に完全防音の心音図室を設置され、弁膜症の患者さんから特殊マイクロフォンで心音を記録しておられました。私もフレマン時代にそこで聴診器の使い方を学ばせていただきました。弁の開閉音（心音）、雑音の形、大きさを事前に聴診した上で、記録紙に打ち出された心音図で回答を得るというやり方でした。

「健診で心雑音があると言われた」、「今までは健康に運動もできていたのに、動くと息苦しくなる症状が急に出てきた」という方は、ぜひ一度私の「聴診」を受けてみませんか？ その場で結論を出します。50 年に及ぶ臨床経験の中で、相当数の弁膜症の患者さんを診察してきました。

「慶應病院で初めて診察を受けてからもう 40 年になります。あのころは先生もお若かったですね(お互い様ですが)」と言ってくださる方が、今でも定期チェックのためにクリニックに来られています。皆さん、もう 60 ～ 70 歳代になっていますが、途中で弁置換術を受けたり、未だに何もせずに元気で経過観察をしている方たちです。中には、そろそろ手術の時期かなという方もいます。そうした経験から、１年後、５年後､10 年後､20 年後にその患者さんがどうなるかという「自然予後」、いわば病気の行く末が頭に入っていますので、今後どう対応すべきかが判断できます。精密検査の結果に頼りすぎず、弁膜症の全体像やその人の生涯そのものを見ることが大切です。

3 第５章　Dr. 小川の独り言

聴診はミクロの世界 ～心音・心雑音の聴き分け

聴診といっても聴診器を当てる部位、当てる順番、当てる強弱などにルールがあり、それによって聴こえてくる心音、雑音の様子が異なり、障害されている弁膜、その障害の程度などが診断できます。雑音以外にも、本来の４つの弁膜の開閉音も聴き分けます。この手技は鍛錬によって向上しますが、診断能力には大きな個人差が生じます。

医者が聴診器を患者さんの胸に当てているときに、何を聴こうとしているのかを少し理解いただくと医者への信頼度が増すかと思います。健康診断で、適当な場所１、２ヵ所にちょっと聴診器を当てるだけで、「はい終わりました。次の方どうぞ」、というような医者は「はてなマーク」です。
当てる場所、順番にも注意して見ていると医者の習熟度が分かるはずです。最初に心尖部（左の乳頭あたり：第５肋間中鎖骨線）に当てて、強く押したり、軽くしたりの変化をつけて聴き、次に第２肋間胸骨左縁に場所を変えて、呼吸を止めたり、ゆっくり呼吸するよう指示しながら聴いてくれて、さらに２、３ヵ所（最初の２ヵ所で雑音が聞こえた場合ですが）に場所を移動して聴いてくれる、そんな先生に当たれば大成功と思ってください。

少し専門的になりますが、医学生が勉強している具体的な聴診の基礎を記します。

心臓が収縮を開始すると僧帽弁と三尖弁（それぞれ左右の心房と心室の間に位置します）が閉まり、最初の音を発生します（これを第１音と呼びますが、ほとんど同時なので１つの音に聞こえます)。次いで拡張する際には、心臓の出口にある大動脈弁と肺動脈弁が閉鎖し、収縮期に心臓の外に拍出された血液の逆流を防ぎます。その際に発生する音（第２音）については、通常は大動脈弁、次いで肺動脈弁の順番で、0.02 秒から 0.04 秒の間隔です。しかも呼吸につれてその間隔も変動するので、「呼気時に何秒で吸気時に何秒まで変動」と記載します。聴診器では､「タン（第１音)､タ･タ（２つの第２音)」と聴こえます。心拍数が毎分 60 の時は、１秒ごとにこれが繰り返されます。その「タ・タ」の間隔が何秒かというミクロな話です。

聴診で聞いたこの間隔を事前に書き留めておいて（最初は当てずっぽうのところもありましたが)、直後に記録した心音図での正確な何秒かと答え合わせして、仲間と競い合ったものでした。訓練用のテープ教材もありました。人工的に２つの音を 0.02 秒、0.04 秒、0.06 秒など、いろいろな間隔で発生させ、聴き分けさせるのです。
毎晩、自分の胸に聴診器をあてながら眠ることもありました。そんな鍛錬が功を奏して、耳が次第に研ぎ澄まされていき、聴診には絶対の自信をもつようになりました。最近では、少し高音難聴の兆候（加齢性変化です）が出てきたとはいえ、まだまだ若い者には負けません。診察を受ける際に、医者が難しい顔をして聴診器で胸の音を聴いてくれているときは、こうしたミクロの世界で格闘しているとご理解ください。
聴診万歳！

Column 留学時代の思い出①

在郷軍人病との関わり

私が不整脈の研究員として米国ペンシルベニア州フィラデルフィアに留学したのは、1975年7月のことでした。娘がまだ３歳でしたので、まずは単身で渡米し住居をみつけてから家族を呼び寄せる予定でした。旅行会社から東海岸の古都フィラデルフィアの一番有名なホテルを予約しました。そのホテルは荘厳な建物で見るからに古めかしく、米国で最も古い由緒あるホテルとのことでした。１ドル360円の時代でしたが、１泊何万円もする高級ホテルだったと記憶しています。

留学先のボスに連絡したところ、ボスはこれから夏休みでひと月留守にするのでと、ペンシルベニア大学のキャンパス内にあるInternational House（留学生用で、結構広くて自炊もできる立派な施設でした）に部屋を取ってくれました。そのおかげで、そのホテルからはすぐにチェックアウトができたのですが、私にとってそれが幸運だったのです。後から考えると、そのホテルは日当たりも悪く、なんとなく空調もカビ臭かったのを覚えています。

それから１年後のことです。留学生活にも慣れてきた時でしたが、米国全体を震撼させる大事件がフィラデルフィアで勃発しました。フィラデルフィアは1776年７月４日に独立宣言の交付された街で、独立記念館に展示されている自由の鐘が有名です。ちょうど1976年が建国200年に当たるので、さまざまな記念式典が催され、街中がにぎやかな200年祭で湧いていました。そんな最中の1976年７月、米国在郷軍人の総会が、私が渡米して初めて滞在したあのホテルで開催されました。

大事件とは、在郷軍人会参加者やホテル周辺の通行人などに原因不明の重症肺炎が集団発生したのです。患者が221名、そのうちの29名が死亡したことが報告されました。当初は細菌テロではないかとの噂が飛び交い、フィラデルフィアの街中は騒然となっていました。最終的には米国疾病管理センター（Centers for Disease Control;CDC）（今回のコロナ騒動でCDCの名前が一躍脚光をあびましたが、当時から有名でした）の調査によって、患者の検体から未知の菌が発見され、感染症だと判明しました。

米国在郷軍人会 (American Legion) の名を取って，*Legionella pneumophila*（在郷軍人病菌；通称レジオネラ菌）と命名されました。元来土壌中に常在する菌がホテルの冷却塔に舞い込んで繁殖し、その冷却塔からの循環水の飛沫が、近くのエアコンの空気取り入れ口から吸引され、各部屋のエアコン吹き出し口から散布されて、多くの人々がレジオネラ菌の暴露を受けたことが分かりました。もし、私の１年前のホテル滞在がもう少し長かったら、日本人第１号の患者になっていたかと思うとぞっとしました。その名門ホテルは、後年この騒動が原因で倒産してしまいました。

1978年に私は帰国しましたが、その後日本でもレジオネラ菌感染者が散発していました。若いドクターが回診の際に「レジオネラ肺炎の患者さんです」とプレゼンしてくれても、最初は聞き慣れない名称なので、「何？」と聞き返してしまいました。それが、あの「Legionnaires'pneumonia」のことと分かったときには大変懐かしく、留学時代の記憶がよみがえりました。正しい英語読み（lì:dʒənēər：リージョネア、結構難しい発音です）を、日本ではレジオネラと訳していたのです。

このレジオネラ事件が、予期せぬ出来事がいろいろ続いた私の波瀾の米国留学生活の始まりの１ページでした。

4　第５章　Dr. 小川の独り言

心音の聴き分け～「タン、タ・タ」それとも「タ・ラ、タ・タ」？～聴診の達人はシーラカンス？～

●大動脈弁狭窄症

「タン（第１音）、タ・タ（第２音）」ではなく「タ・ラ、タ・タ」と聴こえることもあります。60 歳以上の高齢者でよくあるのですが、第１音があたかも分裂しているように２つの音が聴こえますが、実際には第１音の直後にもう１つの音、大動脈弁開放音が出ているのです。

「タ」は第１音で、「ラ」が大動脈弁開放音です。若くて健康な大動脈弁が開く時には音は出ませんが、歳をとって弁が固くなると音を出すのです。老化の証でもあり、残念ながらこの数年､私にも出ています。第１音と大動脈弁開放音との「タ・ラ」の間隔は平均 0.02 秒です（0.02 秒というのは、ヒトが２つの音として聴き分けられる限界です）。

この大動脈弁の硬化が進行すると、３枚ある弁葉が癒着して開放に障害が起きます。左心室が収縮して、勢いよく大動脈に血液が出ていく際に、狭くなった弁を無理やり押し広げるように高速で振動させるので、「ブーン」という雑音が生じます。これを収縮期駆出性雑音と呼びます。程度がひどくなってくるほど雑音が大きく､収縮期全体に続きます（タ・ラ、ブーン、タ・タ）。これが大動脈弁狭窄症です。

●僧帽弁狭窄症

リウマチ性弁膜症の一つで僧帽弁狭窄症があります。僧帽弁の２枚の弁葉が炎症のために癒着し、弁口が狭窄する病気です。肺から左心房に戻ってきた血液が左心室に流入する場所にある弁なので、これが狭窄すると左心室に吸い込まれる血流が障害されて左心房が腫れ、肺うっ血が生じる弁膜症です。

正常の僧帽弁からは開放音は聞こえませんが、狭窄した弁が開くときには大きなパチーンという音が聴こえます（僧帽弁開放音）。ちょうどパラシュートが開いてパーンと張った時に出る音を想像してみてください。「タン、タ・タ・タ」と聴こえます。最後の「タ」がパチーンと開く僧帽弁開放音です。

大動脈弁が閉じたときに出る第２音（最初のタ）からこの開放音までの間隔が、狭窄症の程度を示す指標になることが昔から分かっています。狭窄が重症になって弁口面積が小さくなるほど、この間隔が狭くなります。今では心エコー検査で僧帽弁の弁口面積を正確に測定できますが、聴診器だけでもそれが、0.06 秒なのか 0.04 秒なのか、それ以下なのかである程度予測できるのです。

ついでですが、僧帽弁開放音に引き続き、狭い僧帽弁の弁口を通って左心房から左心室へ流入する血流によって雑音が発生します。心音とは違う低調な音で「ゴロゴロゴロ」という昔の荷車の車輪が回る音のようだということで「輪転様雑音；rumbling murmur」と呼ばれます。この雑音をこれだと診断できるようになれば一人前とされました。

「タン、タ・タ・タ」と4つの音を聴き、その大きさ、間隔を判断した上で、最後の「タ」の後に出る rumble 雑音まで聴き取る力が要求されます。老人性（?）の高音難聴気味の私にとっては、この低調な音の聴き取りは命です。今でも最も得意としている雑音の一つです。

●エコノミークラス症候群

第2音（「タン、タ・タ」のタ・タです）については、その2つの音のどちらが大きいかも判断しなければなりません。普通は先に出る大動脈弁閉鎖音の方が大きいのですが、エコノミークラス症候群で呼吸を苦しがっている患者さんでは、後ろの方の「タ」が大きく響くようになり、「タン、タ・ターン」と聴こえます。

かつ分裂する間隔が狭くなってきて、ほとんど同時に聴こえるようになることもあります。肺高血圧症の兆候です。動いたときに息苦しい、と訴えて来られた患者さんでこの所見を聴けば、真っ先に重症なエコノミークラス症候群を疑えます。第2音の挙動だけでもいろいろな病気の診断の手がかりとなるのです。

恩師の中村先生は、このような「タン、タ・タ」とか「タ・ラ、タ・タ」などを上手に口（声）で表現され（ちょっと英語訛りがあるところが魅力的でしたが）、われわれの聴診への興味を高めてくださりました。私も慶應時代には、中村先生の真似をして後輩たちにそれをなんとか伝えようと努力した記憶があります。

われわれの世代には、そんな中村先生を白亜紀に絶滅したとされる伝説の古代魚「シーラカンス」にたとえる者もいました。もちろん最大限の敬意を込めてのことでしたが、ご本人はそれを大そう気に入られて「自分もシーラカンスと呼ばれるような古い人間になってしまったよ」と嬉しそうにされていました。

その中村先生は私より一回り以上卒業年度が上なのですが、いまだに米国の心臓病の教科書の新版が出ると誰よりも先に入手されて、前版とどこが変わったかを見つけるのを楽しみにされる勉強家です。私も聴覚は年齢相応に減退しているのですが、機会があれば聴診でお手合わせ願いたいと思っているところです。

Column 留学時代の思い出②

慶應病院の先輩との偶然の出会い

1975 年夏、ペンシルベニア大学の International House での独り住まいが始まりました。当時は円の持ち出し額が決まっていたので、当座の生活費程度だけ持って渡米しました。家を借りたり車を買ったりするには、米国の銀行に口座を開設し、日本から送金してもらわなければなりません。ところが、口座開設にはパスポート以外に個人を証明できるものが必要で、アメリカ人は社会保障番号で簡単ですが、私の場合には運転免許証くらいしかありませんでした。それも持参した国際免許証では駄目で、米国で正規の免許を取り直さなければなりませんでした。

そんなこんなで、銀行にも何度も足を運び、医学英語以外の慣れない片言の英語を話すつらい毎日でした。私の部屋は高層階の南向きで、フィラデルフィア郊外を一望できましたが、そんな素晴らしい景色を楽しむゆとりもなく、毎日沈む夕陽を見ながら遠い日本を思い出す生活を送っていました。

そんな閉塞感や孤独感の中、ある日曜日の朝、気晴らしにどこかへ行こうと、International House の前の通りでぼーっと一人で立っていたときに、すぐそばに大きな車（シボレーインパラ）が止まり、クラクションを鳴らされました。ビックリして見ると、運転席から見知らぬアジア系の男性がにこやかに、なんと懐かしい日本語で「日本の方ですか？」と声をかけてくれました。

久しぶりの日本語ですっかり安心してしまい、「これから海までドライブに行くのですがご一緒にどうですか？」というお誘いに、迷いもなく乗ってしまいました。後から考えると、それはなんとも無防備な行動だったなと反省しましたが。

誘ってくれた方も、私がガイドブックを見ながら、肩からカメラをぶら下げているので、一見して日本人旅行者だと思い、悪人にも見えなかったので、つい声をかけてしまったとのこと。私は車中で、せっかく留学してきたがボスが夏休みで研究も始まらず、住むところもなく、車も買えず、相談相手もなく、いろいろ困っていることなどを話しながら、自己紹介を始めました。

ところが、驚いたことにその方は浜田康生先生とおっしゃる、慶應病院の私の３年先輩でペンシルベニア大学留学中の産婦人科医だったのです。お互いあまりの偶然に啞然としました。当時のフィラデルフィアには日本商社がなかったため、もともと日本人が少なく、留学が急に決まったこともあり、どなたか先輩がいらっしゃるかなど、下調べもせずに単身渡米したので、あまりの幸運に腰を抜かしそうになりました。

私にとってはまさに「九死に一生」の信じられない出会いでした。しかも、その浜田先生がその週から夏休みで、ひと月くらい旅行に出られるとのことで、「良かったら留守番をしてくれないか？車も自由に使っていいよ！」と、言ってくださったのです。早速ご自宅に伺うと、先生は豪華マンションで独身貴族を謳歌されていました。「留守番してくれるなら家賃も要らないよ」と言ってくださり、本当に優しい先輩で、私はすっかり甘えてしまいました。

お陰で、寂しいInternational Houseでの下宿生活から解放され、先輩のシボレーを使わせてもらって家探しもうまくいき、フィラデルフィア郊外で、子育てに最適な良い環境のタウンハウスを見つけることができました。トントン拍子に渡米後およそひと月で家族を呼び寄せることができました。

その後も、浜田先生が帰国されるまでの２年間ほどお付き合いいただき、イタリアンマーケットで新鮮な魚介類の買い方を教わったり、米国生活の知恵をいろいろご指導いただきました。

そんな大恩人の先生に、一つだけお礼ができたかな、と思うことがあります。ずっと独身を謳歌されていた先生でしたが、私の家へ遊びに来ていただいたりしているうちに、刺激を受けたのかもしれません。その後は休暇中にお一人で旅行されることがなくなり、よく故郷の高知に帰郷されるようになりました。そして何度目かの帰郷の際に、見惚れるような若くて美しい奥様を連れて帰ってこられました。帰郷の目的はお嫁さん探しだったのです。少しは先生の背中を押すことができたのではないかと勝手に思っています。

異国の地で偶然出会った恩人、未だに私は先生のお住まいの高知に足を向けて寝られない思いでいます。

5 第５章　Dr. 小川の独り言

心臓弁膜症の原因も時代とともに変遷します 〜原因によって対応も異なります〜

心臓弁膜症は、かつては小児の病気のリウマチ熱が原因で発症するいわゆる「リウマチ性弁膜症」が大多数を占めていました。炎症で弁膜が障害され、そのまま成人となり徐々に病状が進行するのが特徴でした。長い年月の間に手術が必要になるような比較的慢性の病気でした。私のフレマン時代の1970年代の循環器内科病棟は、この「リウマチ性弁膜症」、中でも僧帽弁狭窄症で心不全に陥った高齢の入院患者さんであふれていました。耳にタコができるほど弁膜症の心雑音を聴いて、聴診の勉強ができたのもこのころです。その後リウマチ熱がほぼ制圧された関係で、今や70歳代以下のリウマチ性弁膜症を診る機会はほとんどなくなりました。

その代わりに増えてきたのが非リウマチ性弁膜症です。加齢で弁が硬くなって発症する大動脈弁狭窄症や腱索断裂による僧帽弁閉鎖不全症などです。これらは、リウマチ性弁膜症と異なり、急激に病状が悪化することがあり、その時点での対応いかんで命取りになることもあるので、急を要します。

弁膜症は、原因を含めてその診断だけでなく、それを放置してもよいのか、定期的に経過を観る必要があるのか、はたまたすぐにも入院して心臓カテーテル検査を受け、その結果次第では外科手術になるのか、そういうもろもろの判断が最初に診た医師に求められます。

「この１週間くらいで、ちょっと動いただけで息苦しさを感じる」と訴えて来院された40歳代の患者さんがいらっしゃいました。それまでは全く健康で、運動もしていた方です。問診からはいろいろな病気が念頭に浮かびます。
診察室に座っていただくと、「視診」で首の静脈が怒張していることにすぐ気付きました。「心不全」の兆候です。背中の「打診」をしたところ、右側に胸水が溜まっています。肺が空気で満たされていると、叩くとよく音が響きますが（鼓音）、水が溜まっている部位では響きません（濁音）。これも心不全によるものです。聴診器を当ててみたところ、特徴的な心雑音が聴取できました。弁膜症です。それも比較的急性（最近）に発症した弁膜症で、僧帽弁を支える腱索という細い糸が断裂したための「急性僧帽弁閉鎖不全症」が強く疑われました。第２音の肺動脈弁成分が強く亢進しており、肺高血圧症を合併していることも分かりました。心エコー検査でも「僧帽弁腱索断裂症」が確認でき、すぐにも手術治療が必要と判断し、そのまま信頼する心臓外科医にお願いして緊急手術（弁形成術）をしてもらい、２週間後には無事に職場復帰できました。
２、３日対応が遅れていたら命も危ない状態でした。

この「僧帽弁腱索断裂症」は突然発症することもありますが、「僧帽弁逸脱症」から進展する場合が多いようです。痩せ型の若い人によく見られる弁膜症で、生まれつき僧帽弁とそれを支える腱索が華奢なため、左心室が収縮して大動脈に血液を送り出す際に、本来きちんと閉鎖してないといけない僧帽弁が緩んで、左心房側に膨隆してしまい、弁尖の間に隙間が生じて左心房へ血液の逆流が起きます。逆流を伴わない軽症のこともあります。特徴的な聴診所見がありますので、多くは健康診断の際に耳の良い（聴診能力の高い）先生に出会えると診断されます。

ほとんどは一生何もトラブルを起こさずに過ごせるのですが、心臓は1日平均10万回、収縮と拡張を繰り返しており、弁にかかる荷重はかなりのものです。パラシュートのロープのように弁を支える腱索ですので、年齢とともに次第に劣化し、途中でプツンと断裂することがあります。断裂する部位、本数によっても異なりますが、閉鎖不全症が悪化します。普通に生活していても起こりますし、何か重いものを持ち上げたり、息張った時などに弁に圧がかかって断裂することもあります。

一般的には健康診断で見つかるような、聴診で異常が出るほどの僧帽弁逸脱症の場合には、まずは一度心エコー検査を受けます。あとはその程度によって、半年から1年ごとに定期的に検査を繰り返し変化がないかどうかチェックしてもらい、悪化の兆候が見られれば対応することになります。

最近では、僧帽弁形成術や切れた腱索を修復する低侵襲手術が進歩しており、あまり病状がひどくなる前に手術をする傾向になっています。前述の40歳代の男性も、以前から僧帽弁逸脱症を持っていた方かもしれません。定期的にチェックをしていれば、心不全を合併するほどの重症の「僧帽弁腱索断裂症」を起こす前に対処できたかもしれません。とにかく早期診断、早期治療が大事です。

Column 留学時代の思い出③

英会話での苦労話

私は医学部時代から英論文の翻訳や日本の先生の書いた論文の英訳などをアルバイトでやっていました。医学部６年生の時に知り合った彼女（その後の妻）とのデートのときも、いつも英語の教科書を持ち歩いていたので、「この人はなんて英語が得意な人なのだろう！ さすが慶應の医学部生は凄いわ」と結婚を決意させる決め手になったかもしれません。

ところが新婚旅行でハワイ滞在中にメッキが剥がれ、初の夫婦喧嘩になりました。絵葉書を実家に送りたいというので、妻を連れて郵便局まで行きましたが、いざ切手を購入しようとしてもどう話してよいのか分かりません。窓口で何て言えば買えるのかな？などと家内に聞いているうちに、「あんなに読み書きできるのに一言も話せないなんて！」ということになり、危うく羽田離婚になりかけました。

卒業後の研修医時代には、とにかく米国に留学したくて、有名な病院のレジデント募集を見ては応募していました。しかし遠い日本から、推薦状もなく応募してくる者が採用されるほど簡単なことではなく、ことごとく「不採用」の返事で失意の底に沈んでいました。

フレマン出張から慶應の循環器内科に帰室したのが1974年でしたが、そんな私の行動を耳にしたボスの中村先生が気にかけてくださり、1975年3月頃、その年に留学予定だった先輩が急にキャンセルになったので、代わりに行かないか？と声をかけてくださいました。

もちろん大喜びでお受けしました。しかし、いざ留学が決まった瞬間、ハワイの記憶が蘇り、英語が話せないことに気が付きました。読み書きは全然問題ないのですが、シャイな私は外人の前に出ると何も話せなかったのです。それで済むはずがありませんので、とにかく慶應病院の前にあった英会話学校に入校し、金髪美人の個人レッスンで3ヵ月間の特訓を受けました。もちろんそれで話せるようになるわけはなく、最後は「ポケット英会話読本」を買い込んで、飛行機の中で必死に丸暗記して米国に乗り込みました。フィラデルフィアの空港に迎えに来てくれる初対面のボスDr.Dreifusに格好良く挨拶ができるようにと。丸暗記のおかげで、ニコニコ迎えてくれたボスに無事自己紹介ができ、私の米国生活が始まりました。

それから丸3年の留学を終え、いよいよ帰国当日になり、Dr.Dreifusご夫妻が空港まで見送りに来てくださり、涙のお別れをしたわけですが、そこで衝撃的な発言がボスからありました。「3年前に初めて会った時は、君が一体何語を話しているのか全く理解できなかったよ」と。大枚はたいて英会話学校で学び、ポケット読本まで丸暗記していったはずなのに、あれは何だったのだろう……「英語で挨拶したんです！」とは返せませんでした。そのあとボスは、「それにしてもSatoshi、君は本当に英語が上手くなったね。たった3年間でここまでフィラデルフィア・アクセントを交えた流暢な英語をマスターした日本人は初めてだよ」と褒めてくださったのです。

渡米１年目は周りが話していることが理解できず、もちろん会話に参加することなどできませんでした。「あの日本人は無口で、本当に非社交的だな」と言われていたと思います。ただし、ラボでの動物実験中には、若い技師と一緒でしたが、専門用語を並べる医学の会話だけなら十分疎通できていました。数ヵ月経過したある日、実験中の技師との議論がやけに弾んだので、英会話が上手くなったのだなと勘違いして、ルンルン気分で技師をランチに誘いました。
ところが、カフェテリアで話し始めた途端、彼が言うことを全く理解できないのです。専門用語から離れ、日常会話で普通の話題を話す彼のスピードについていけないことが分かって愕然としました。

そんな生活を繰り返しながらでしたが、運がよかったのは、留学先の病院には日本人留学生は一人もおらず、英語を話す以外なかったことです。２年目になるとヒアリングにも慣れ、相手の言っていることが分かるようになると、返事も比較的早くでき会話も進むようになりました。それでも頭の中では次に話すことを日本語で考えながら、英語を探すような感じでした。３年目になると上達のスピードはグンと上がりました。相手に言われたことに、そのまますぐ英語で反応できるようになりました。３年目は不整脈の実験だけでなく、心エコー検査にも関わるようになり、病棟で、レジデントや技師を引き連れて回診したりするようになりました。夕方には彼らをバーに誘って、恋愛や悩みを聞いてあげられるようにもなりました。心が通じる会話ができるようになり、毎日が楽しくてしかたがない感じでした。

しかし言葉が分かり、相手の考えていることまでよく分かるようになると、同時に嫌なことも出てきました。米国の病院は世界中からいろいろな人種の医者が集まる競争社会です。スタッフとして残っていくためには一緒に生活している仲間もライバルだったのです。

遠い島国からきた留学生で、研究を終えれば当然日本に帰るはずなので、最初のうちはお客様として歓迎してくれていた仲間、特に同世代の医師たちでしたが、何となく英語もうまくなり、真面目に働く日本人の私はボスからも可愛がられ、もしかするとこのまま居残るかもしれないと心配する人も出てきたのだと思いました。なんとなく煙たがられているかなとか、差別されているのかなと、彼らのちょっとした会話の中から読み取れるようになってしまいました。

そんな時、３年目の中ごろでしたが、突然慶應病院でのボスの中村先生から手紙をいただきました。「不整脈の研究も順調に進み、言葉の不自由もなくなり、たくさん給料をもらって、きっと来年も、できたら再来年もそのまま米国にいたいと思っているころでしょうが……」との書き始めで、「でもそのまま何年もいて成功した人はいないよ。慶應に戻るつもりなら３年が限度だから、来年には帰っていらっしゃい。ポストを空けて待っていてあげますよ」とのことでした。同じフィラデルフィアに留学されていた中村先生ならではの鋭い眼力で、見透かされた気持ちでした。きっと先生も留学で同じような経験をなさったのでしょうか。すぐに返事をして、その翌年に帰国しました。

私が教授になってからも若い先生方がどんどん留学していきましたが、歴史は繰り返されているようです。今は日本人も英語が上達していますが、言葉の壁が高かった昔の楽しい苦労話でした。

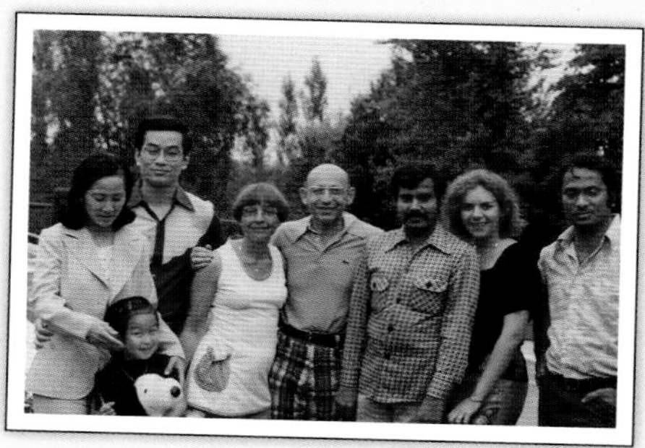

1975 年夏、留学直後に Dr.Dreifus 邸のプールサイドでの歓迎パーティー（小川 28 歳）

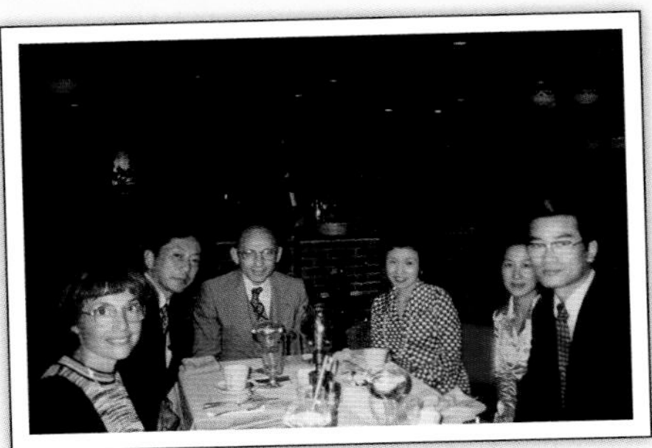

1976 年、Dr.Dreifus、中村芳郎先生ご夫妻と（Old Bookbinder, Philadelphia）

6 第5章 Dr. 小川の独り言

ちょっと怖い話

私が卒業して4年目の1973年のことです。栃木県のとある国立病院にフレマン出張している時に経験した患者さんです。体格も屈強な26歳の若者が、数日前からの背中の激痛、胸部痛、呼吸困難を訴えショック状態で入院してきました。重篤な心不全兆候を認め、心臓を聴診すると「タカタッ・タカタッ」と疾走する馬の蹴るような足音（奔馬調律）とともに、「シュシュポ・シュシュポ」という雑音（機関車雑音：locomotive murmur）が聴こえました。

前者は心不全のときに聴こえる典型的な心音で、後者は心臓が収縮・拡張を繰り返すときに心臓を包んでいる心膜に擦れて出る雑音で、心膜摩擦音と呼ばれます。心膜の炎症が起きている証拠です。

背中の打診をすると、左側に大量の胸水の貯留が疑われました。胸部レントゲンを撮ると、胸水に加えて胸の中心部の縦隔が著明に拡張していました。当時は心エコー検査もCT検査もなく、数日前からの症状とこれだけの情報から、ショックを伴った「胸部大動脈瘤破裂」と診断しましたが、何もできないまま、目の前でみるみるうちにという感じで亡くなってしまいました。

原因不明のままの急死だったため、ご家族の同意を得て病理解剖を行いました。当時は解剖には主治医も必ず立ち会いましたが、自分としても納得できないままにしたくない思いもあり、メスを持たせてもらって立ち会いました。胸を開いて真っ先に目に飛び込んできたのは、レントゲンでも示されていた縦隔の異常で、血液で充満していました。大動脈瘤破裂の所見と矛盾しない所見でした。心膜の内側にも大量の血液が貯留し、聴診で疑われた心膜炎の存在が確認できました。

やはりそうだったか、と納得しつつ、血液を除去しながら大動脈にたどり着き、その大動脈を切開して内側を見た瞬間、病理解剖医共々凍りつきました。
キラッと光るものが目にとまったのです。その部分の大動脈には１cm 以上の裂け目が入り、縫い針のような鋭い魚骨が内側に突き出ていました。魚骨は2.5cm もの長さがありました。その部位には食道が並走していますが、対応する食道には潰瘍ができていました。

口から飲み込んだ魚の骨が食道に刺さり、時間とともに徐々に奥深く入り、ついには食道を突き破って、隣の大動脈に突き抜けて大出血を起こしたと判断できました。解剖終了後にご家族にその骨を見てもらいながら、状況を説明しました。ところがその場で、「実は……」と話し始められたのです。入院する１週間前の食事中に、鯉のあらいだったそうですが、「骨が刺さった」と叫び、喉をだいぶ痛がっていたとのことです。翌日に近所の耳鼻科を受診して見てもらいましたが、見える範囲には何も異常なしとの診断だったようです。

それから２、３日のうちに急激に状態が悪化したことになります。ご家族もまさか、その後の背中の痛みや胸の痛みと魚の骨を呑み込んだこととの関連性を予想だにしなかったでしょうし、入院時にそのことを伺うことはできませんでした。考えてみれば健康な若者で、動脈瘤を持っているような先天性の病気（例えばマルファン症候群）を思わせる方ではありませんでしたし、仮に病状が酷似していたからといって「動脈瘤破裂」と判断したことに悔いが残りました。ただ、この経験を教訓に、骨を飲み込むことの最悪の転帰としてこういう事態もあり得るのだということを胸に刻んでいます。

Column 留学時代の思い出④

不整脈研究員の私と心エコーとの出会い

循環器内科の中でも、特に心電図・不整脈を自分のライフワークにしようと決意して、1975年からの米国での研究生活に挑みました。慶應のボス・中村先生が紹介してくださった留学先は、先生がフィラデルフィアのハーネマン医科大学留学中に親交のあった不整脈の大御所Dr.Dreifusでした。Dr.Dreifusは、その年にハーネマン医科大学からフィラデルフィア郊外に建つランケナウ医療センターの循環器科部門の責任者として異動されたばかりでした。

そこのラボで、心筋梗塞で見られる致死的不整脈の発症機序を解明する実験が始まりました。その一方で、当時心エコー検査で技術革新が起きていたころでした。エコービーム１本からの反射波で心臓を探索していたそれまでのＭモード法から、心臓を二次元的な断面として捉えられる新しい断層心エコー図法が黎明期を迎えていました。もともと心エコーにも興味をもっていた私は、学会の機器展示などでその存在を知り、この検査法がこれからの循環器診療の中心になると確信しました。

不整脈・電気生理学の研究員で留学しているのを忘れて、Dr.Dreifusにランケナウ医療センターへの導入を懇願しました。すぐに彼は受け入れてくれ、隣町ボルティモアのジョンズ・ホプキンス大学にあるVarian社製断層心エコー図の全米

２号機を見学するよう指示されました。1976年２月、検査部門の責任者の先生と二人で、アムトラックに乗って極寒のボルティモアを訪問し、その素晴らしさを目の当りにしました。その結果をDr.Dreifusに報告したところ、即決で10万ドル以上（当時のレートで４千万円位）する全米３号機の購入が実現しました。全米の他の主要な施設に先駆けての導入でした。早速病棟に配備し、オーダーが出ると不整脈の実験室から駆けつけて検査を担当するようになりました。

当時の日本では弁膜症ばかりでしたが、米国ではほとんどが心筋梗塞の患者さんで、大変貴重な症例を経験することができました。心筋梗塞で、心筋の一部が壊死に陥るために収縮が低下する様子がエコーで手に取るように分かりました。壊死に陥った心筋の部位と心電図異常の対比、その後施行する冠動脈造影検査で示される閉塞した冠動脈の部位とを比較していくうちに、それまでの検査では未知の事実が次々と明らかになり、毎日が興奮の連続でした。もともと論文を書くのが好きでしたので、その経験から得た知見を幾つかの学術誌に掲載してもらいました。

この経験は1978年に慶應に戻ってからも生かされました。中村先生から慶應病院の臨床検査部心機能室の主任を仰せつかりましたので、なんとかこの断層心エコー検査を慶應に導入したいと思いました。日本中の大学病院でも、導入されているのは何ヵ所もない時代で、もちろんそんな予算が慶應ですぐに付くはずはありません。そこで一計を案じました。
当時日本でも幾つかの医療機器メーカーが断層心エコー法の

開発でしのぎを削っておりました。その一つに声をかけ、自分が米国で最初に断層心エコーに触れた日本人で（おそらく）、幾つもの論文を発表してきた、というような自己宣伝をしたことを覚えています。「もし慶應病院に貴社の機器が導入されれば、必ず『ショールーム』となり、購入希望の見学者が全国からたくさん来られるはずですよ」などといろいろ説得したところ、見事会社の上層部の理解を得られ、無期・無償で貸与してもらうことができました。それにより慶應の循環器内科の大きなレベルアップにつながったのは間違いありません。もちろんいろいろな形でその会社にも恩返しをさせてもらいましたし、数年後の入れ替え時には、病院予算で正式に購入してもらえました。

1981 年４月末のこと、大俳優石原裕次郎氏が腰痛で慶應病院へ入院してこられたときには、この器械が大活躍してくれました。解離性大動脈瘤の診断がつけられ、それに基づいて手術が成功したのです。連休前の日曜朝でしたが、循環器内科の当直医から、「椎間板ヘルニアの疑いで整形外科に入院されている石原氏ですが、どうもおかしい、動脈瘤からくる痛みが疑われます」と連絡が入りました。

当時、断層心エコーを使いこなせるのは、まだ私以外にはいませんでしたので、病院に出向き、早速ベッドサイドで検査を施行したところ、上行大動脈解離と診断できました。あと少し診断が遅れていたら、動脈瘤破裂に至っていたと思われます。５月の連休中もずっと ICU に泊まり込みで、連日数時間おきに検査を繰り返していると、少しずつ大動脈瘤の拡張が悪化していることが判明し、心臓外科の当時の井上正教授に進言して、緊急で開胸手術を実施していただきました。無事回復されて、ガウン姿で奥様と共に慶應病院の屋上から駐車場を埋め尽くしたファンに手を振られたあの感動的シーンが思い出されます。心電図・不整脈と心エコーの二刀流が、今のクリニックでも大いに役立っています。

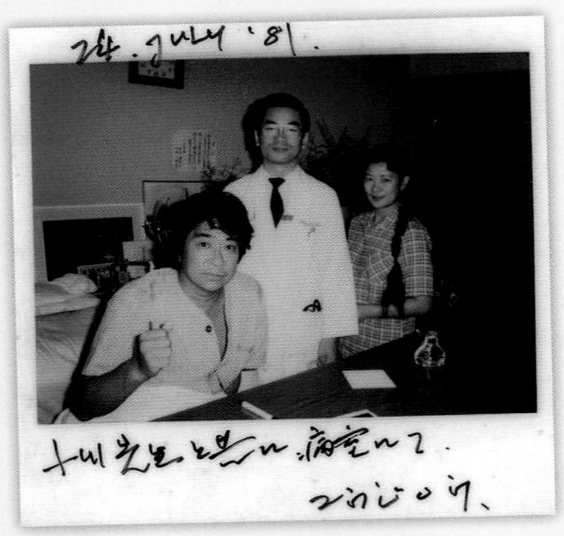

1981 年夏、大動脈解離の手術後の裕次郎さん、まき子夫人と（小川 35 歳）

7 第５章　Dr. 小川の独り言

脳梗塞の原因となる怖い病気を見逃すな

脳梗塞の原因として心房細動の合併症である「心原性脳梗塞」についてこれまでも説明しました。しかし、脳梗塞の原因は心房細動だけではありません。

首筋の両側で、あごの下辺りでドクンドクンと脈を打っているのが頸動脈です。頸動脈は弓部大動脈から枝分かれして脳へと血液を送る重要な血管です。しかし、血液中の余分なコレステロールなどが「粥腫（じゅくしゅ）」として血管壁にたまり血管内腔に盛り上がってくると狭窄を来します。これが頸動脈狭窄症です。頸動脈が閉塞しないまでも、ここに血栓がついて、それが脳の細い血管に飛んで詰まることで脳梗塞を起こします。また粥腫そのものが血管壁から剥がれて詰まることもあります。

脳梗塞では、「顔が歪む」「片側の手足のしびれ・力が入らない」「ろれつが回らない」などの症状が現れます。こうした症状が１～２時間くらいの間に治まる場合は「一過性脳虚血発作（TIA）」と呼ばれ、迫り来る脳梗塞の重要な前触れ症状と考えられます。細い血管に詰まった小さな血栓が自然に溶けて血流が再開するためで、多くの場合は脳に障害を残さずに回復するのです。
TIA の中には、眼に栄養を送る血管が詰まって一時的に視野の一部が暗くなったり、ものが見えにくくなる「一過性黒内障」

もあり、これも重要な警告症状です。

頸動脈は比較的太い血管で、多少の狭窄では症状が現れないため、人間ドックの「頸動脈超音波検査」で偶然見つかるケースが多くあります。頸動脈の上から超音波を当てることで、血管の内腔が何％以上狭くなっているか、狭窄の形状、粥腫の性状なども分かります。症状がない場合でも、また特にすでにTIA兆候を経験したことのある場合には、直ちに専門医を受診し、CTやMRIでさらに精査を進めてください。

頸動脈狭窄症の治療は、高血圧や糖尿病、脂質異常症などの動脈硬化の危険因子のコントロールが中心です。喫煙も大きな危険因子なので、禁煙が原則です。
きちんとコントロールすれば動脈硬化の進行を食い止めるだけでなく、頸動脈の狭窄を改善することもできます。この間、血栓をできにくくするためにアスピリンなどの抗血小板薬を服用していきます（心原性の脳梗塞には抗凝固薬を使用しますが、動脈硬化性の脳梗塞には抗血小板薬を使用します）。その上で、狭窄の程度にもよりますが、半年から１年ごとに頸動脈超音波検査を施行して、経過を観察します。

一方、無症状でも60％以上の狭窄がある場合は、薬物治療に加えて手術（頸動脈血栓・内膜剥離術）やカテーテル治療を検討します。脳梗塞やTIAを起こした場合も同様です。手術は全身麻酔で行い、狭窄している頸動脈を切り開いて粥腫を取り除き血流を回復させます。この場合、１～２週間ほどの入院が必要です。

近年はカテーテルによる治療も行われるようになっています。脚の付け根の血管からカテーテルを挿入して頸動脈の狭窄部分まで送り込み、「ステント」という金属の網目状の筒を留置します。狭窄部分を内側からステントで広げて支えることで、血流を回復させます。局所麻酔でできるので、内膜剥離術に比べて身体的な負担は少ないと言えます。

頸動脈狭窄症の診断がついた場合、まずは循環器内科で内科的治療を始めてもらい、必要に応じて、脳外科、血管外科へ紹介してもらいましょう。

8

Apple Watchで「心房細動が録れた」第1例が来院されました

2020年9月に医療機器認証を受けたアプリが、ようやく2021年11月27日にApple Watchに搭載され、心電図が記録できるようになりました。特に「不規則な心拍通知機能」も実装され、不整脈の中でも特に「心房細動」の診断に期待がもたれています。

それが大きくマスコミでも報道された直後の2月1日に、一人の男性がクリニックを受診されました。57歳の会社員で、この2～3年、なんとなく動悸がしていたのでApple Watchを購入して、心拍数を見ていたようです。すると、心拍数のトレンドクラムで1日平均100/分以上になることが週1回くらい認められていました。1月29日に、解禁されたばかりのアプリを用いて心電図を録ってみたところ、なんと早速「心房細動」とのサインが出て、驚いて来院されたようです。

私自身もApple Watchの記録を見せてもらうのは初めてでしたが、とても安定した記録で「心房細動」に間違いありませんでした。そこで、原因究明を含めて詳しく診察をしたところ、血圧が198/115mmHgと高く（3～4年前から150～160/100mmHgが続いていたものの医者にかかったことはなかったようです）、心エコー検査では著明な左心室肥大と左心房拡張も認めました。高血圧症は心房細動の要因で、心原性脳梗塞を起こすリスク因子でもあり、この方の場合には年間

４％くらいのリスクが想定されました。
そこで、まずは脳梗塞予防のために抗凝固薬を飲み始めていただきました。幸い、心房細動そのものによる自覚症状は強くないので、しばらくは高血圧治療に専念して、Apple Watch での心房細動発作の状況を見守っていくことになりました。

大事なことは、Apple Watch で心房細動が見つかった後の流れです。米国での臨床研究によって、アプリによる自動診断で 93% の感度で心房細動が正確に診断されることが示されています。ただし、中には診断の難しい記録があるため、実際に記録された心電図を専門医に見てもらって確認する作業が不可欠です。

心房細動の診断がついたとして、次はその心房細動をどう治療するかの判断が必要です。心房細動を放置すれば年間４～５％の率で脳梗塞を合併しますが、血栓予防のための新規抗凝固薬によってそれを１％にまで抑えることができます。

しかし抗凝固薬の副作用は出血です。使い方を一つ誤れば脳内出血を含めて致命的な出血を引き起こします。そういった出血は平均すると年間１％とされますが、高齢者、腎機能障害例、糖尿病例などではさらに増大します。そのあたりのリスクベネフィットを十分考慮した上で治療適応を決める必要があります。個人個人で治療の最適化を図らなければなりません。

心房細動自体の治療法も、有効性の高い抗不整脈薬が幾つかあり、それらを的確に使い分けることで治療が可能です。もちろん非薬物療法であるカテーテルアブレーション治療も有望です。それらを個々の症例でどう使い分けていくのか、という判断をする必要があります。

私のクリニックでは、2018年から慶應病院循環器内科の木村雄弘医師に「心臓ヘルスケア外来」を担当していただき、Apple Watchによるデジタル診療を始めています。
木村医師は慶應病院でApple Watchを利用した臨床研究を展開したこともあり、Apple社のティム・クックCEOが来日した際には、わざわざ慶應病院へ表敬訪問してくれた間柄です。
心房細動治療を専門とする小川と木村医師がタッグを組んで、Apple Watchを用いた新しい診療の基地として私のクリニックを利用していただけるかと思っています。

9 第５章　Dr. 小川の独り言

心電図の波形を見るのに慣れましょう！

自身で心電図を記録できる Apple Watch やチェックミーなどの普及で、長い間動悸や胸部症状の原因だった不整脈が解明されて、適切な治療が行われ、すっかり元気になられる方が増えてきました。最近経験したケースを、実際に記録された心電図の実例も含めて紹介します。

●ケース１　心電図記録アプリを搭載した Apple Watch の威力

76 歳の弁護士さんがつい先日、私のクリニックに紹介されてきました。ある医療機関で受けた定期検診で、血中 BNP（脳性ナトリウム利尿ペプチド）値がわずかに正常値を上回っていたため、原因を検索してほしいというのが紹介理由でした。BNP は心臓への負担を示すマーカーで、心不全やある種の頻脈性不整脈（心房細動等）の発作後に一時的に上昇することが知られています。

紹介元の先生の見立てでは心不全などの心疾患はなく、もし心房細動発作が隠れているとすると、年齢的にも脳梗塞を併発するリスクがあるので、それを予防する抗凝固薬（血液をさらさらにする薬）を早く投与したいとの考えでした。外来での一通りの検査では心臓に異常はなく、心房細動らしい動悸の自覚症状も全くないとのことでした。

一般的には、心房細動発作を起こす方の40%程度は無症状で、知らないうちに発症して、数時間程度の間に自然に治まってしまうと言われています。心房細動発作中に心房内に形成された微小血栓が、心臓から流出して脳の血管に詰まり、重症な脳梗塞を合併して、救急搬送されたときに初めて心房細動が出ていると指摘されることもあります。

この弁護士さんも無症状なので、心房細動が隠れている裏付けが必要でした。これには、心房細動に特徴的な「不規則な心拍」が出た時に通知してくれるApple Watchが最適ですので、早速購入していただきました。すると、入手後2日目で、「不規則な心拍」の通知（アラーム）があり、心電図を記録したところ、何と「心房細動が出ています」との診断コメントが表示され、驚いてクリニックに連絡がありました。すぐに来院していただき、その心電図を確認したところ、まさに心房細動で間違いありませんでした。

図4はその際の記録の一部です。
とがった波形（QRS波と言います）は心室が拍動するときに発生するもので、腕で取る脈拍と一致します。安静にしていれば1分間で60～70回、規則的に繰り返されます。心電図のマス目は25mmが1秒間と決められていますので、25mm（1秒）ごとに1回のQRS波があれば、脈拍が毎分60ということです。

さて、この図を見ると、一目で分かるのが、QRS波の間隔がバラバラになっていることです。短いところも、長いところもあります。脈で見ていると、規則性が全くなくバラバラに

図4

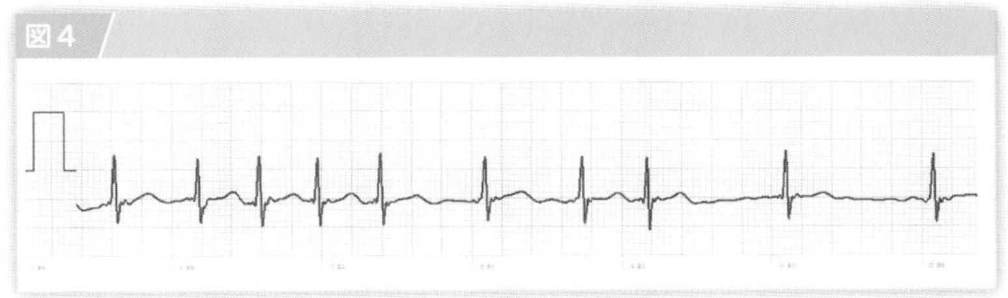

感じます。これを「絶対性不整脈」と呼び、心房細動に特徴的な所見なのです。
よく見ると、横線（基線と呼びます）が細かく振動しており、これは心房が細かくけいれんする細動の表れです。Apple Watch のアプリはこの基線の揺れには関係なく、QRS 波の間隔がバラバラなことから「心房細動」と診断しています。

話を戻しますが、このケースでは Apple Watch 購入直後に発作が捉えられたということで、大変運が良かったとも言えますが、こうも簡単に見つかるということは、これまでも頻回に繰り返していた可能性が考えられます。それだけ、いつ脳梗塞を起こしていてもおかしくなかったわけで、早速、抗凝固薬を処方しました。今後は Apple Watch で発作の出現頻度などを確認した上で、さらに心房細動自体への対処法を検討する予定です。

不整脈は、発生しているときに心電図を録らないと正確な診断に至らず、的確な治療の開始が遅れることが課題でした。心電図記録アプリを搭載した Apple Watch はまさに画期的な診療ツールで、診療現場で患者さんに大きな恩恵を与えてくれることは間違いありません。不整脈の診療が大きく変わる可能性があります。

●ケース２　Apple Watch 以外にも発作時心電図を記録する機器があります

21 歳の男性です。中、高校生時代から年に数回、数分続く動悸発作を認め、時々血の気が引いて目の前が白くなることもあったようですが、運動を禁止されるわけでもなく、これまで何事もなく過ごしていました。何度か病院を受診しましたが、異常があると言われたことはありませんでした。

今回も同様な発作があり、たまたまネットで「動悸」を検索していたら、小川聡クリニックのホームページにヒットし、自分と同じような症状の人が「携帯型心電計」を貸し出され、発作時の心電図を記録して診断が確定したという記事を見て、自分もぜひこれを使わせてほしいと来院しました。「チェックミー」という名の手のひらサイズの携帯型心電図記録装置で、次の発作を記録できたら来院しなさいと指示して、貸し出しました。

それから数日後のことです。「先生、発作が記録できました」と電話があり、早速来てもらいました。記録された心電図を見て、一瞬息をのみました。私のその態度を見て、付き添いのご両親の表情も強張りました。

図５-a は発作が出てない時の正常の心電図です。

心室が収縮する際に出る大きな波（QRS 波）が規則的に繰り返していて、その回数は毎分 84 回です。図５-b はいつもと同じ動悸が始まった際の記録です。大きな違いは QRS 波が図５–a とは全く異なり、幅が広く、なおかつ間隔が短く繰り返しており、計測すると何と毎分 245 回にも達しています。第一感は、不整脈の中でも重篤な「心室頻拍症」で、突然死に

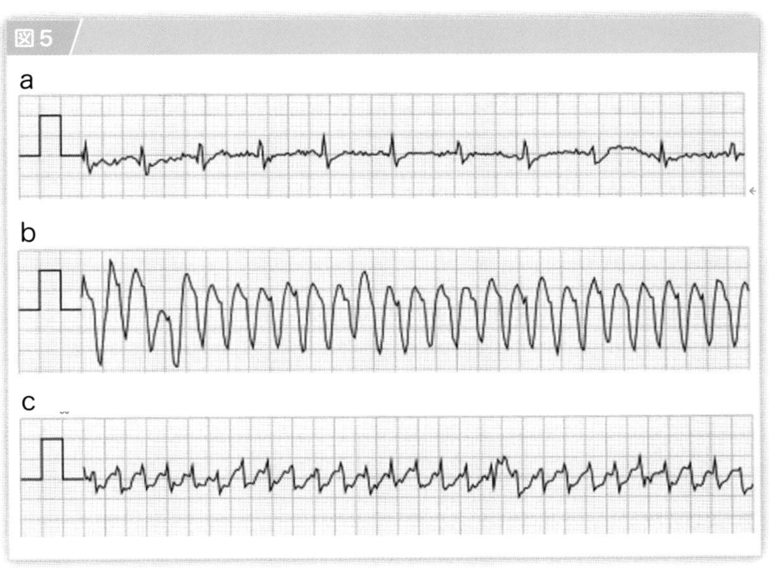

もつながる危険な不整脈です。これが数分続いて、運良く自然に停止していました。

こうした頻拍症で心拍動が毎分 200 を超えると、心室の収縮が空回りして、有効な心拍出が得られなくなり、脳貧血を起こして失神してもおかしくありませんが、動悸以外はなかったようです。幸い、心臓に全く病気がなかったことが、良い結果をもたらしたものと思われます。翌日にも発作が再発しており、その時の所見から（図５-c)、心室頻拍ではなく、心房粗動だと診断できました。
心房粗動は、心房の洞結節以外の場所から１分間に 300 回くらいの速いペースで電気信号が発生している状態で、２回に１回、心室まで電気信号が到達することが多く、脈拍としては 150/ 分くらいになります。一般的には健康な人に発生することは少ない不整脈であり、心房粗動による頻脈をそのまま放置すると、心不全の原因となることもあります。

いずれにしても、今後は失神に伴う事故のリスクも予想されるので、詳細な電気生理学的検査を受けてもらい、カテーテルアブレーション治療で根治を目指す段取りになっています。長い人生をこれから送る中で、今の時点で根治できる不整脈の確定診断ができて本当に良かったと思います。病気を治したいという本人の熱意に報いてあげられた喜びを感じています。

●ケース3 Apple Watchで診断できるのは心房細動だけではありません

43歳女性で、もともと呼吸困難発作があり精査していました。下肢静脈瘤が見つかり、血栓マーカーが時々陽性になることから、エコノミークラス症候群が疑われ、抗凝固療法を行っていました。動悸も訴え、ケース1のようにBNPも正常値を時々上回る状態が続いていました。

念のため心房細動も疑ってApple Watchを持ってもらいました。Apple Watchは心房細動の検出を目的に診断アプリを開発していますが、常に心房細動を検出できるとは限りません。特に、心拍数が毎分120を超えると、仮に心房細動であっても「判定不能」あるいは「判定しません」と表示されます。

発作性上室頻拍（PSVT）などが記録されていても診断に至りません。実際に記録された心電図を見ると、この患者さんの場合は間違いなくPSVTでした。にもかかわらず「判定不能」

図６

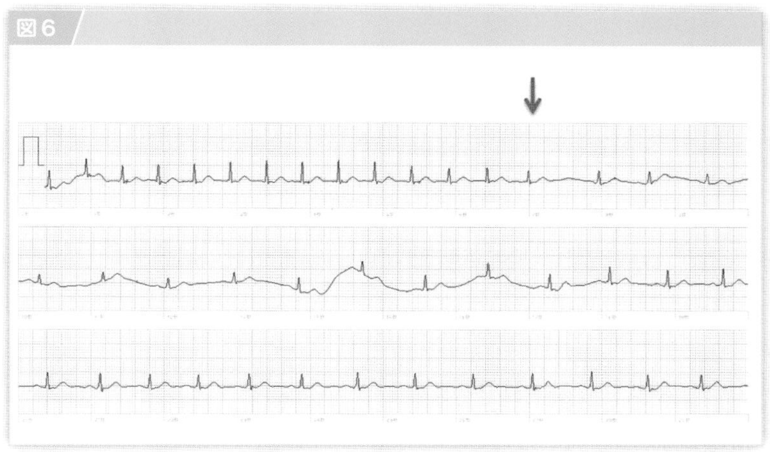

が繰り返されます。こうなると患者さんは、いったい自分に何が起きているのだろうと不安になります。もちろんこの方の場合には、外来に来られた際に実際の記録を見せながら説明したので問題にはなりませんでした。さらに、あるとき送信された心電図では（図６）、Apple Watch の診断は正常の「洞調律。心房細動の兆候はありません」となっていました。

しかし記録を見ると、記録の前半には PSVT が記録されており、１段目の途中でそれが自然停止し、正常の「洞調律」に戻っていました（図６の矢印）。動悸発作があったので記録を始めたところ、途中で治ってしまった貴重な瞬間が偶然捉えられたのでした。Apple Watch ならではのお手柄です。専門家がこの瞬間の記録を見れば、この頻拍症の細かい機序を瞬時に診断でき治療に反映できるくらいの貴重な情報なのです。しかし、患者さんにとっては、発作が出ていたのに正常だった、と誤解されてしまう心配があります。Apple Watch を不整脈診療に利用する際の問題点といえます。

とはいえ、Apple Watch で記録される心電図の精度は極めて高いので、専門医が目を通せばほとんどの場合、正確な診断に至ります。Apple Watch ユーザーには、必ず専門医の判読を受け、Apple Watch 心電図の恩恵を最大限生かすようお勧めします。

ちなみに、私のクリニックでは「AW-ECG パッケージ」として、記録した心電図を LINEWORKS を介してクリニックへ送信してもらい診断をつけるサービスを始めています。

10 第５章　Dr. 小川の独り言
不整脈患者さんに知っていてほしい豆知識 ～ CAST、Sicilian Gambit ～

今でこそ20種類以上の抗不整脈薬が手元にあり、個々の患者さん、不整脈の種類ごとに使い分けられ、安全かつ効果的な治療が可能となっています。私が医師になった1970年には２～３種類しかなく、どんな不整脈にも使う薬は同じでした。特に、心房細動にはキニジンが唯一無二の薬剤でした。キニジンの原末はインカ帝国時代のインディオが解熱剤として使っていたとの話が残っているくらい古い薬で、心房細動に最初に使用されたのは1914年という記載があります。卒業当初、私も患者さんに使った経験がありますが、治療効果は強力でしたが、造血障害を含む重篤な副作用が多く、とても使いこなすまでにはいきませんでした（現在は代替薬として、使いやすいシベノール®やリスモダン®が頻用されています）。

● CASTとは？

そんな不整脈治療の現場で、世界中を震撼させた研究成果が公表されたのは1989年のことでした。CASTという名前は、この世界で働く者にとって一生忘れられない衝撃を与えました。Cardiac Arrhythmia Suppression Trial（心臓不整脈抑制試験）の頭文字で、米国で実施された臨床試験でした。この試験によって、不整脈を治してくれると大きな期待をもたれた新薬が、不整脈を逆に悪化させて寿命を短くする結果が明

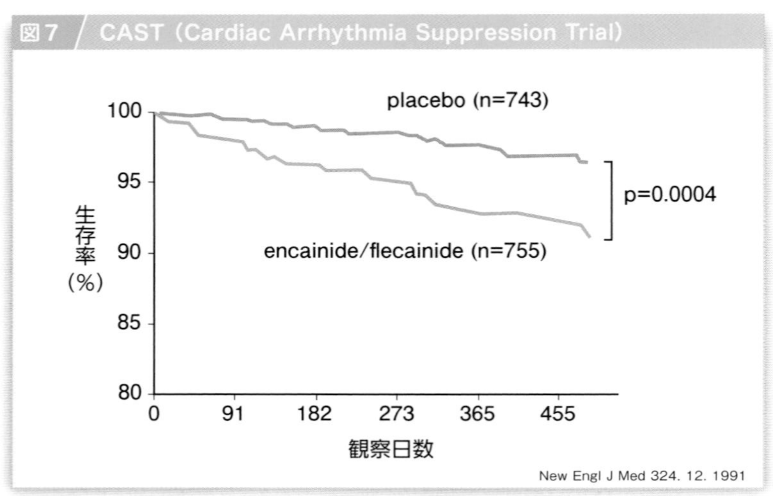

らかになったのです。

当時欧米では、心筋梗塞にかかった後で心室期外収縮が多く出る患者さんは長生きしないと言われていました。そこで、開発されたばかりの強力な抗不整脈薬で心室期外収縮を治療できれば長生きさせられるのではないかという仮説のもと実施された試験でした。確かにこれらの薬（エンカイニドとフレカイニド）は期外収縮を効果的に抑えていましたので、飲み続けてもらいました。

しかし、結果は予想に反して、偽薬（プラセボ）を飲んでもらった群よりも抗不整脈薬で治療した群の方が生存率が低いことが判明し、試験そのものも１年足らずで打ち切られました。本来は、図７のグレーの線とブルーの線が逆にならなければいけなかったのです。

少し専門的になりますが、心筋細胞の細胞膜にあるナトリウムイオンチャネルを強力に抑えて不整脈を止める薬剤（当時の分類でIc群薬とされます）を、心筋梗塞などで心臓の弱った患者さんに使用すると、心臓をさらに弱め、心室細動という重篤な不整脈を引き起こして突然死させる（催不整脈作用と呼びます）可能性があることが明らかになった試験です。

● CASTの教訓

この結果を見た一般の医師の間で「抗不整脈薬は危険だ」という誤ったメッセージが駆け巡りましたが、一方ではより安全な抗不整脈療法が議論されるきっかけとなりました。事実、CASTで使用されたフレカイニドは、日本でも臨床試験が実施されてその有効性が確認され、1991年8月に上市されました（製品名タンボコール®）。これと同種同効のサンリズム®が承認されたのも同時期の1991年5月でした。いずれも、心房細動をはじめとした不整脈治療で今日強力な武器になっています。薬の副作用をきちんと認識して、患者さんの病状を見極めた上で処方すれば、安全に使用でき、最大の効果を引き出せるのです。

● CASTの遺した大きなうねり～Sicilian Gambit会議～

その後の私の生き方に大きな影響を与えたSicillian Gambit会議が開かれたのも、まさにこのCASTがきっかけでした。世界中を混乱させたCAST後の不整脈治療のあるべき姿を議論するために、生理学や分子生物学などの研究者や不整脈の臨床医20数名がイタリア・シシリー島のタオルミーナという港町に集結して最初の会議がもたれたのが1990年でした。CASTの成績が公表された翌年でした。その後、2000年までほぼ3年ごとに計4回の会議がもたれ、わが国の抗不整脈薬ガイドライン策定にも大きな影響を与えました。私にも第3回会議から招待状が届くようになり、当時の東京医科歯科大学の平岡昌和教授と共に参加させてもらいました。

● Sicilian Gambit 会議の名前の由来は？

シシリー島で開かれたので「Sicilian」は分かりますが、「Gambit」とは何でしょうか？ Gambit は、チェスの序盤での戦略的な一手を指す「Queen' s Gambit」に由来します。この会議での議論が、今後の抗不整脈療法を大きく変える戦略的一手になるという参加者の気概を込めて付けられています。こういうところは外国人のセンスで、さすがと思います。

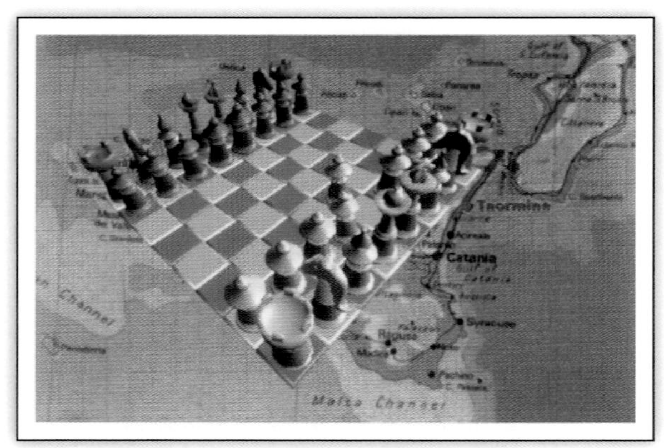

●翻訳本

1993 年第2回会議の内容は書籍にまとめられ、私はその日本語訳を依頼されました。個々の不整脈への抗不整脈薬の使い方を論理的に示すもので、翻訳しながら、まさに「目から鱗」

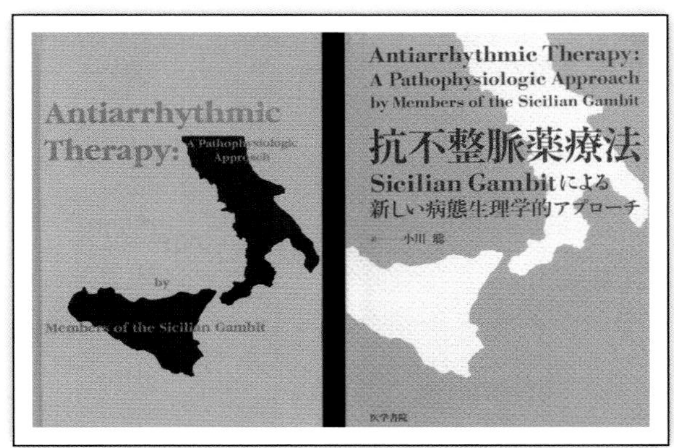

で、これからの不整脈治療のバイブルになると感じました。イタリアの地図が印象的な表紙です。

●不整脈の薬物療法ガイドライン策定への道のり

私はSicilian Gambit会議に参加しながら、日本心電学会の不整脈診療の専門家の先生方と「抗不整脈薬ガイドライン委員会」を立ち上げ、さらに1997年に日本循環器学会に「Sicilian Gambitに基づく抗不整脈薬選択のガイドライン作成」班を設置し、ガイドライン作成に着手しました。

班長：小川聡　（慶應義塾大学医学部内科学）

班員：相沢義房　（新潟大学医学部内科学第一）

井上博　（富山医科薬科大学医学部内科学第二）

大江透　（岡山大学医学部循環器内科学）

笠貫宏　（東京女子医科大学循環器内科学）

加藤貴雄　（日本医科大学内科学第一）

児玉逸雄　（名古屋大学環境医学研究所）

杉本恒明　（関東中央病院）

橋本敬太郎　（山梨医科大学薬理学）

平岡昌和　（東京医科歯科大学難治疾患研究所）
三田村秀雄（慶應義塾大学医学部心臓病先進治療学）

Sicilian Gambitの論理的な治療法選択の考え方は、日本での不整脈薬物治療ガイドライン策定に大きな影響を与え、現在に至るまでこの理念は息づいています。このリストにある班員の先生方は、当時も今も不整脈領域のトップリーダーです(所属は当時のもの)。

●第4回 Sicilian Gambit 会議会場

米国でも有数の別荘地、ボストン郊外のケープコッドのホテルを借り切って第4回会議が4日間開催されました。ケネディ家の別荘もこの近くにあります。写真中央の三角屋根の建物が会議場で、参加者にはコテージが1軒ずつ与えられました。会議の合間にはリクリエーションも用意され、楽しい時間を過ごせました。

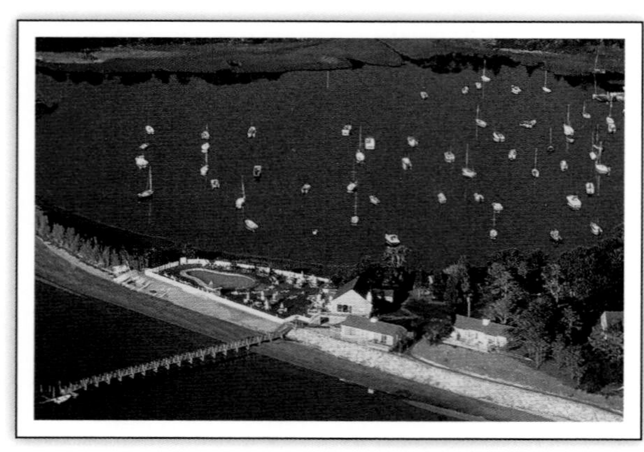

第 4 回は「心房細動」がメインテーマで、当時の最新の知見をもとに議論され、その後の治療法確立に大きな影響を与えました。

● Sicilian Gambit 会議の発起人 Rosen 先生と

Sicilian Gambit 会議を通じて懇意となったコロンビア大学薬理学の Michael R. Rosen 教授とのツーショットです。第 4 回会議が終了後の 2001 年に開催された NASPE（現在の HRS 不整脈学会）にて（小川はまだ 55 歳でした！）。

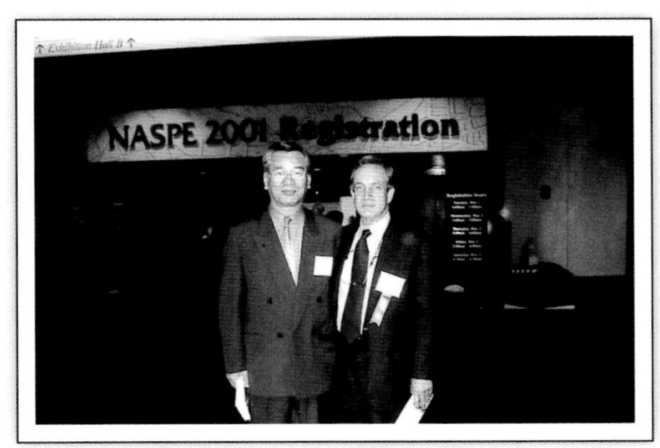

Dr. 小川聡の読んで役立つ医学講座 心臓病撃退のための豆知識

2023年3月21日　第1版第1刷発行

著　者　小川 聡
発行人　白石 和浩
発行所　メディカルサイエンス社
〒151-0063 東京都渋谷区富ヶ谷2丁目21-15 松濤第一ビル3階
Tel. 03-5790-9831 ／ Fax. 03-5790-9645
http: //medcs.jp/
印刷・製本 日経印刷株式会社

Medical Science Publishing Co., Ltd. 2023 Printed in Japan
ISBN 978-4-909117-79-3 C3047